HYGIÈNE et L'INDUSTRIE

DANS

LE DÉPARTEMENT DU NORD.

VADE-MECUM

des Comités de Salubrité, des Industriels et des Fonctionnaires
chargés de la police sanitaire.

Extrait des Rapports des Conseils d'Hygiène et de Salubrité
du département du Nord.

LILLE,
IMPRIMERIE DE L. DANEL.
1857.

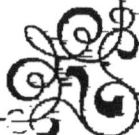

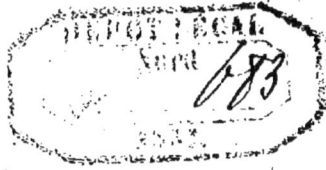

L'HYGIÈNE ET L'INDUSTRIE

DANS

LE DÉPARTEMENT DU NORD

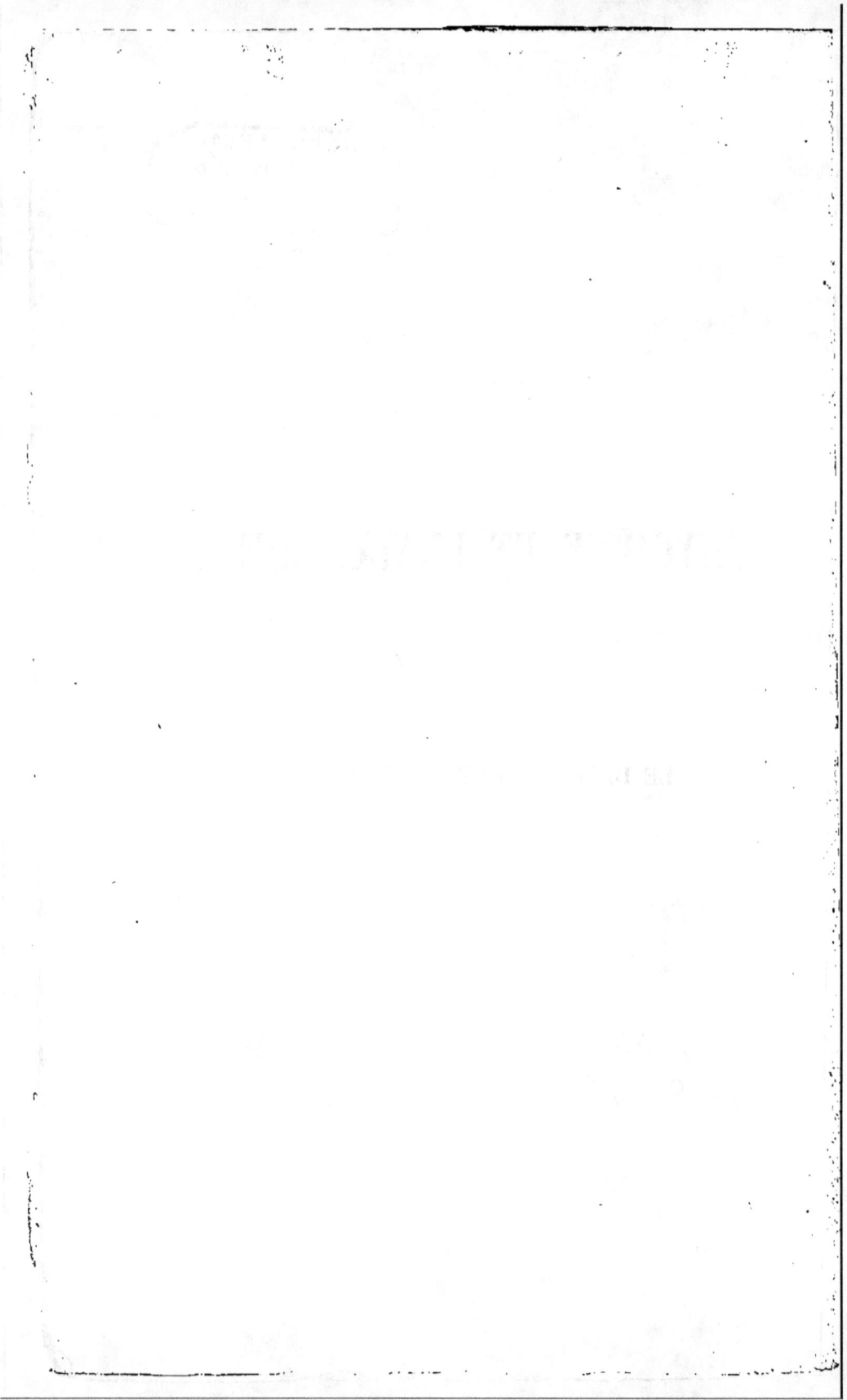

L'HYGIÈNE ET L'INDUSTRIE

DANS

LE DÉPARTEMENT DU NORD.

VADE-MECUM

DES CONSEILS DE SALUBRITÉ, DES INDUSTRIELS ET DES FONCTIONNAIRES CHARGÉS DE LA POLICE SANITAIRE.

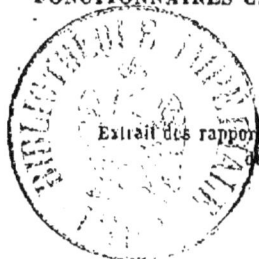

Extrait des rapports des Conseils d'hygiène et de salubrité du département du Nord.

LILLE,
IMPRIMERIE DE L. DANEL.

1857

*Les bonnes choses ne sauraient être
trop vulgarisées.*

Le travail fastidieux que nous avons entrepris ne paraîtra pas inopportun dans un département où l'industrie acquiert chaque jour un nouveau développement, où elle pénètre dans toutes les localités traînant après elle les inconvénients inséparables de tous les avantages qu'elle procure aux populations.

Ce résumé de la jurisprudence des Conseils de salubrité du département du Nord aura, nous l'espérons, plus d'une utilité. Entre les mains des membres des Conseils, il sera un mémorandum à l'aide duquel les avis émanés de ces corps consultatifs pourront acquérir une uniformité désirable, et modifiée seulement par les dispositions locales.

Pour MM. les maires, les commissaires de police et

les agents-voyers chargés spécialement de la surveillance des usines et de l'exécution des prescriptions administratives, il pourra servir de guide dans des matières souvent nouvelles pour ces fonctionnaires.

Les industriels y trouveront des indications qui leur éviteront souvent des hésitations dans le choix des moyens pour ne pas incommoder, et des tâtonnements dans l'exécution.

Les voisins d'usines insalubres ou incommodes pourront apprécier la valeur des réclamations qu'ils croiraient devoir faire intervenir dans les cas où toutes les précautions d'usage n'auraient pas reçu leurs applications.

Ainsi, pour faciliter les recherches, nous avons pensé devoir :

1.º Adopter l'ordre alphabétique ;

2.º Indiquer le classement de chaque industrie, en relatant les dates anciennes et récentes de ces classifications ;

3.º Énoncer les inconvénients de chaque genre d'établissement, soit qu'ils aient été révélés par l'expérience, soit qu'ils figurent dans les motifs de la classification ;

4.º Énumérer les moyens à l'aide desquels les Conseils de salubrité ont cherché jusqu'ici à prévenir ou à pallier les divers inconvénients ;

6.º Rechercher enfin dans les diverses autorités pratiques et scientifiques les indications nécessaires pour les matières n'ayant point encore été déférées aux Conseils du département, et sur lesquelles ils n'avaient point, par conséquent. établi de jurisprudence.

Quelques sujets d'hygiène générale nous ont paru devoir être esquissés à grands traits.

Les renvois sont aussi restreints que possible. Les redites ne nous ont pas effrayé ; si elles nuisent beaucoup au style, à la forme, elles concourrent puissamment au but pratique que nous voulons atteindre.

Puissions-nous avoir réussi.

TANCREZ ; A. GOSSELET.

Est-il besoin de mentionner ici que par décret du 15 octobre 1810, confirmé et étendu par l'ordonnance du 14 janvier 1815, les ateliers dangereux, insalubres ou incommodes, sont divisés en trois classes ?

Que la première classe comprend ceux qui doivent être éloignés des habitations particulières ?

La seconde classe, les manufactures et ateliers dont l'éloignement des habitations n'est pas rigoureusement nécessaire, mais dont il importe néanmoins de ne permettre la formation qu'après avoir acquis la certitude que les opérations qu'on y pratique seront exécutées de manière à ne pas incommoder les propriétaires du voisinage, ni à leur causer des dommages ?

Que dans la troisième classe sont placés les établissements qui peuvent rester, sans inconvénients, auprès des habitations, mais doivent rester soumis à la surveillance de la police ?

Nous pourrions rappeler encore les formalités exigées pour les demandes relatives à chaque catégorie, ainsi :

POUR LA 1.re CLASSE. — *Demande* sur timbre, accompagnée de *deux plans*, dont l'un des propriétés environnantes, et l'autre des dispositions intérieures, adressée au Préfet (1), qui ordonne l'affiche (2) à la porte des Mairies de toutes les communes comprises dans le rayon de 5 kilomètres. L'affiche *constatée* par le Maire (2) est immédiatement suivie d'une enquête de *commodo et incommodo*, avec *l'avis du Maire*. Le Sous-Préfet de l'arrondissement consulte le *Conseil de salubrité local* et motive son *opinion personnelle*. Le Préfet consulte le *Conseil central de salubrité*, puis le *Conseil de préfecture* s'il y a opposition. Il prend ensuite un arrêté d'autorisation ou de refus, sauf recours au Conseil d'Etat (3).

Pour la 2.ᵉ classe. — *La demande* avec *plans*, comme ci-dessus, adressée au Préfet ou au Sous-Préfet, est renvoyée au Maire, qui procède à une *enquête* et donne son *avis*. Le Sous-Préfet consulte le *Conseil d'hygiène* de l'arrondissement, exprime son *avis particulier*, et le Préfet statue après avoir consulté le Conseil central de salubrité.

Pour la 3.ᵉ classe enfin. — La *demande* avec *plans* arrive directement au Sous-Préfet, qui *statue*, après avoir consulté le *Conseil d'hygiène* de l'arrondissement ; en pratique, il prend aussi l'avis du Maire.

Ces indications posées, nous entrons de suite en matière.

---

(1) Ces plans doivent reproduire l'état *actuel* des choses, être orientés, certifiés conformes, porter une légende et une échelle de 1 à 2,500 pour le plan général, et de 5 millimètres par mètre pour le plan de détail. Ils doivent aussi donner une coupe des terrains, s'il y a lieu, pour l'écoulement des eaux ; indiquer la nature de ces terrains et des arbres qu'ils portent.

(2) Le délai des affiches est d'un mois. (Décision ministérielle du 22 novembre 1811.)

(3) Avant le décret de décentralisation du 25 mars 1852, il était statué par le Pouvoir suprême, en Conseil-d'État, sur les établissements de première classe.

L'HYGIÈNE ET L'INDUSTRIE

DANS LE DÉPARTEMENT DU NORD.

VADE-MECUM

DES CONSEILS DE SALUBRITÉ, DES INDUSTRIELS ET DES FONCTIONNAIRES CHARGÉS DE LA POLICE SANITAIRE.

Abattoirs publics.

1.re classe.
$\left\{\begin{array}{l} \text{15 octobre 1810.} \\ \text{14 janvier 1815.} \\ \text{15 avril 1836.} \end{array}\right.$

Inconvénients. — Les animaux peuvent s'échapper; — mauvaise odeur ; — abattage en public.

Ces établissements, d'une utilité de premier ordre s'ils sont bien conçus, peuvent devenir des foyers d'infection, s'ils recèlent de mauvaises dispositions. Ils réclament donc une série de précautions toutes également indispensables.

L'accès du bétail, des voitures de bouchers, doit être facile aux abords de l'abattoir comme dans les cours de service.

L'entrée des bouveries, des ateliers, doit également être large et commode.

Des anneaux, fortement scellés dans les murailles des bouveries ou dans le sol des lieux d'abattage, doivent assurer les moyens contentifs, et prévenir les évasions et les dangers qui en peuvent résulter. Le sol des cours de travail et des ateliers de dépècement, des triperies, des fondoirs de suif, des bouveries, des porcheries, doit être pavé en pierres dures, cimentées et rejointoyées à la chaux hydraulique, avec pente convenable et rigoles dirigées vers une vaste citerne étanche, munie de cuvettes hermétiques à bascule, de manière à y recevoir les urines et autres liquides putrescibles, destinés à servir d'engrais ou à diriger au contraire vers l'aqueduc ou les puits absorbants, les eaux vannes, de pluie, de lavage ou autres.

Un service d'eaux abondantes doit être ménagé, de telle sorte que le nettoyage de toutes les parties de l'établissement, et spécialement des cours et ateliers de dépeçage, soit assuré.

L'aération de tous les bâtiments doit être largement établie.

Toutefois, des plafonds doivent surmonter les locaux où la viande est conservée, et les ouvertures de ces pièces être munies de toiles métalliques. Les fondoirs, les porcheries, la cour aux fumiers, doivent être relégués le plus loin possible et au nord, si faire se peut.

La vidange de la citerne aux engrais ne doit s'effectuer qu'à l'aide d'une pompe munie d'un manchon en toile déversant les liquides dans des tonneaux fermés ensuite avec soin.

De plus, un intérêt puissant d'hygiène publique exige que les viandes de boucherie, abattues ou importées par quartier dans les centres de population, soient soumises à une surveillance compétente.

Dans les localités, si peu importantes qu'elles soient, où il n'existe pas d'abattoir public, les autorités municipales doivent interdire avec soin toute espèce d'abattage en public, même celle des porcs. C'est une question de haute convenance et de sûreté publique.

Années.	Pages.
1836 — 1837	4
1838 — 1839 — 1840	4
1841 — 1842	5
1851	306 — 309 — 326 — 405
1853	1
1854	1
1855	1

Absinthe. (Distillerie d'extrait ou esprit d')

2.ᵉ classe. — 9 février 1825.

Inconvénients. — Danger d'incendie; — odeur; — Écoulement des eaux.

Toute l'usine doit être pavée en pierres dures rejointoyées à la chaux hydraulique, avec pente vers un réservoir où arriveront tous les résidus liquides.

Les ouvertures des fourneaux et cendriers doivent être placées dans un local séparé par un mur de l'atelier de distillerie et des citernes. La cheminée, toute en maçonnerie, de 15, 20 ou 25 mètres, suivant les cas, aura au moins 5 mètres de plus que le faîte des toits voisins. Les ateliers de distillation, les magasins d'alcool, construits en maçonnerie, seront entièrement isolés, les portes et autres pièces de bois seront rendues incombustibles par l'application de tôle ou de mortier. Les lampes de sûreté seront seules employées à leur éclairage, à moins qu'il ne suffise de placer la lumière derrière un châssis à verre dormant.

Les eaux de lavage et celles de condensation ne doivent pas s'écouler sur la voie publique, mais être conduites à l'égoût par un aqueduc.

Années	Page.
1836 — 1837	85

Accidents occasionnés par les moteurs mécaniques, et spécialement par les machines à vapeur, ainsi que par les appareils qui en reçoivent le mouvement.

Aucune classification n'est appliquée jusqu'ici aux machines. Le premier acte administratif sur la matière est une circulaire adressée aux maires par M. Besson, préfet du Nord, ordonnant une enquête sur chaque accident, par MM. les commissaires de police.

Puis vient une circulaire (1) du même magistrat indiquant à MM. les industriels, certaines précautions de nature à couvrir leur responsabilité.

Il ne sera pas sans intérêt de reproduire ici ce dernier document :

« Messieurs, la fréquence des accidents dans les manufactures à moteurs mécaniques, a éveillé toute ma sollicitude, et je m'occupe avec persévérance de rechercher les moyens de porter remède au mal qui m'a été signalé.

» J'ai proposé à M. le Ministre de l'agriculture, du commerce et des travaux publics, les mesures d'ensemble qui m'ont paru de nature à atteindre le but proposé, mais, en attendant que le gouvernement ait pu statuer sur la question, il m'a semblé indispensable d'indiquer des mesures en ce qui concerne la réparation et le replacement des courroies, opérations qui occasionnent un grand nombre de malheurs.

» Il est à désirer que, dans toutes les usines, fabriques, manufactures ou ateliers mus par des moteurs mécaniques, la visite des courroies soit faite par les contre-maîtres ou surveillants, le samedi de chaque semaine ; que les courroies défectueuses soient réparées et replacées le lundi avant la mise en train des métiers, et que, dans ces travaux de réparation et de replacement, les contremaîtres ou surveillants ne se fassent pas aider par des ouvriers âgés de moins de 16 ans.

» Tout accident survenant dans une fabrique ou usine, devra être immédiatement déclaré au maire ou au commissaire de police ; l'accident sera constaté par un procès-verbal détaillé et circonstancié ; ce procès-verbal me sera adressé dans les vingt-quatre heures ; enfin, dans tous les hospices où il sera reçu des blessés par suite

---

(1) Volume XIII, page 24.

d'accidents survenus dans des établissements industriels, les économes devront me faire parvenir, dans les trois jours, un certificat de médecin sur l'état de la victime.

» En prescrivant ces différentes mesures, mon but est d'avoir sous les yeux des documents qui me permettent, tout en appréciant la gravité des accidents, de reconnaître si les chefs d'établissement ont fait tout ce qu'ils devaient faire pour prévenir les malheurs dans leurs ateliers. Du reste, les chefs d'établissement doivent être avertis qu'ils encourent l'application des pénalités édictées par les articles 1383 et suivants du code Napoléon.

» Les propriétaires des usines et manufactures comprendront qu'il est de leur intérêt personnel d'introduire, dans leurs ateliers, des dispositions propres à garantir la sûreté de leurs ouvriers.

» Je citerai, comme pouvant être les plus efficaces, les précautions ci-après indiquées, qui ont été adoptées avec avantage dans plusieurs fabriques où depuis lors, il ne s'est plus produit d'accidents aussi graves :

» 1° Revêtement des *arbres de transmission* par des » étuis ou enveloppes fixes en bois, en fer ou en toute » autre matière ;

» 2.° Même entourage pour la partie des *arbres ho-* » *rizontaux* à proximité des poulies de commande ;

» 3.° Engrenages garantis au moyen de recouvrements » fixes, métalliques ou en bois, à fermeture cadenassée » ou vissée ;

» 4.° Courroies des métiers maintenues par des guides » bien établies. Crochets placés près des poulies de com- » mande pour empêcher l'enroulement, autour des ar- » bres, des courroies, lorsqu'elles sont sur le point de se » distendre ;

» 5.° Emploi de perches en bois, ayant une tige hori- » zontale à l'une des extrémités, pour tenir les courroies » suspendues au moment des réparations et pour les re- » placer sur les poulies, sans avoir besoin soit d'y tou- » cher avec la main, soit de se servir d'échelle ;

» 6° Métiers séparés des murs d'une manière suffisante » pour laisser un libre passage aux ouvriers ;

» 7.º Escaliers avec rampes remplaçant les échelles à
» boujons plats, dont l'usage présentait de grands dan-
» gers ;

» 8.º Défense absolue de nettoyer ou graisser les mé-
» tiers pendant leur marche ;

» 9.º Enfin , interdiction complète de faire sécher des
» matières au-dessus des générateurs.

» Les manufacturiers ont, en même temps , fait affi-
cher dans leurs ateliers un règlement d'ordre intérieur
rappelant aux ouvriers les mesures de précaution qu'ils
ont à prendre, et imposant des amendes à ceux qui con-
treviendraient aux dispositions prescrites. Je ne saurais
trop insister sur la nécessité de suivre cet exemple, et je
compte sur votre influence pour décider tous les industriels à introduire, dans leurs ateliers , les améliorations
que je viens de vous indiquer.

» Je vous envoie, pour leur être remis , des exem-
plaires de la présente circulaire, et je vous serai obligé ,
en me faisant connaître le résultat de votre intervention ,
de me donner des renseignements sur la situation des fabriques ou manufactures au point de vue de la sûreté
personnelle des ouvriers. »

Années.	Pages.
1847 — 1849......	9
1850.............	49
1851.........	13
1852.............	3
1853.............	1
1854.............	19
1855......	13

Acétate de plomb, *Sel de saturne.* (Fabrication de l')

3.ᵉ classe. — 14 janvier 1815.

Inconvénients. — Seulement pour la santé des
ouvriers.

Ventiler les ateliers à l'aide de cheminées d'aérage.

Recommander aux ouvriers des soins de propreté con-
sistant à se laver les mains et la figure avant chaque repas

Acide acétique. (Fabrication de l')

3.ᵉ classe. — 5 novembre 1826.

(Les fabriques d'acide pyroligneux continuent d'appartenir à la 1.ʳᵉ ou à la 2.ᵉ classe, où les a placées l'ordonnance du 14 janvier 1815, suivant les procédés dont on y fait usage.)

Inconvénients. — Peu. — Danger du feu ; — écoulement des eaux.

Pour éviter le feu, isoler des murs mitoyens les fourneaux et cheminées.

Rendre les ateliers incombustibles soit en les voûtant, soit en recouvrant de tôle ou de mortier toutes les parties de la charpente.

Ne chauffer l'acide acétique qu'en vase clos et placer en dehors de l'atelier les ouvertures des foyers et cendriers.

Pour l'acide pyroligneux, outre les indications ci-dessus, la cheminée doit avoir une grande élévation ; les appareils doivent être disposés sous un large manteau communiquant avec la cheminée, de manière à y porter les vapeurs qui pourraient se dégager.

Les résidus liquides et les eaux de lavage doivent être conduits aux égoûts par des aqueducs souterrains et ne jamais s'écouler sur la voie publique.

Acide muriatique. (Fabrication de l') à vases clos.

2.ᵉ classe. — 14 janvier 1815.

Inconvénients. — Odeur désagréable et incommode quand les appareils perdent, ce qui a lieu de temps à autre.

L'appareil à vase clos se compose d'un cylindre en fonte où l'air n'est pas admis. Les appareils de condensation du gaz perdent peu, mais le résidu est un sulfate de soude, mélangé de fer et a d'autant moins de valeur.

Si l'air pénètre dans les chambres de décomposition du sel marin, le gaz est moins facilement condensé, et il s'en échappe par la cheminée des portions notables et destructives de la végétation.

Il se dégage encore des gaz par la cheminée quand l'eau des tourilles est saturée et qu'on n'a pas la précaution d'ajouter en temps de nouvelles tourilles.

Un palliatif est une élévation considérable de la cheminée où le gaz muriatique ne doit se rendre qu'après avoir filtré, en quelque sorte, entre des fragments calcaires, ou plongé dans des eaux ammoniacales.

Les ateliers où se trouvent les tourilles de condensation doivent, dans l'intérêt des ouvriers, jouir d'une ventilation complète.

Années.   Page.
1843 — 1844......   6

Acide muriatique oxigéné. (Fabrication de l') quand il est employé dans les établissements mêmes où on le prépare. (Voir *Chlore*.)

2.e classe. — 14 janvier 1815.

Inconvénients. — Odeur désagréable et incommode quand les appareils perdent, ce qui a lieu de temps à autre.

Disposer les appareils sous de larges manteaux de cheminée portant les gaz à une grande hauteur. Ventiler convenablement les ateliers; et quand l'établissement est un peu isolé, on peut souvent se contenter de placer les cuves sous un hangar.

Acide muriatique oxigéné. (Fabrication de l') (Voir *Chlore*.)

2 c classe. — 14 janvier 1815.

Inconvénients. — Les mêmes que ceux indiqués à l'article *Acide muriatique*.

Acide nitrique, *Eau forte*. (Fabrication de l')

1.re classe. — 14 janvier 1815.

Ne se fabrique plus d'après l'ancien procédé.

Acide nitrique, *Eau forte*. (Fabrication de l') par la décomposition du salpêtre au moyen de l'acide sulfurique, dans l'appareil de Wolf.

2.e classe. — 9 février 1815.

Inconvénients. — Odeur désagréable et incommode quand les appareils perdent, ce qui a lieu de temps à autre.

La dissolution facile du gaz dans l'eau de condensation qui doit terminer l'appareil rend cette opération moins nuisible que celle de l'acide muriatique.

Cependant la cheminée doit avoir une grande hauteur.

Année.	Page.
1850	62

Acide pyroligneux. (Fabrique d') lorsque les gaz se répandent dans l'air sans être brûlés.

1.re classe. — 14 janvier 1815.

Inconvénients. — Beaucoup de fumée et odeur empyreumatique très-désagréable.

Il faut alors un isolement complet de l'usine (plus de 500 mètres des agglomérations) et une très-grande élévation de la cheminée, 30 mètres (au moins).

Années.	Pages.
1854	57
1855	46

1*

Acide pyroligneux. (Fabrication d') lorsque les gaz sont brûlés.

2.ᵉ classe. — 14 janvier 1815.

Inconvénients. — Un peu de fumée et d'odeur empyreumatique.

Élever la cheminée; faire arriver les gaz sous la grille du fourneau dans un grand état de division, après avoir traversé un appareil de condensation.

Acide pyroligneux (Toutes les combinaisons de l') avec le fer, le plomb ou la soude.

2.ᵉ classe. — 31 mai 1853.

Inconvénients. — Émanations désagréables qui ont constamment lieu pendant la concentration de ces produits.

Surmonter par une hotte, ou mieux par un tambour à porte mobile, les chaudières à concentration, les faire communiquer largement avec la cheminée, dont la hauteur doit être proportionnée aux intérêts du voisinage.

Acide sulfurique. (Fabrication de l')

1.ʳᵉ classe. — 14 janvier 1815.

Inconvénients. — Odeur désagréable, insalubre, nuisible à la végétation.

Les gaz qui s'échappent quelquefois de ces usines nuisent à la végétation dans un rayon de cent à deux cents mètres et plus. Les arbres sont comme grillés par l'acide sulfureux et les gaz nitreux chassés par un vent prolongé.

Ces inconvénients étaient plus considérables avant l'usage des chambres à courant continu.

On se demandera quel peut être, sur l'organisation humaine, l'effet d'une atmosphère aussi délétère?

Les résultats n'étant point immédiats, ne peuvent être rigoureusement appréciés

On doit arriver à ne dégager dans l'atmosphère aucun gaz acide sulfureux, nitreux, à moins de 40 mètres de hauteur.

Au sortir des chambres, les gaz, pour se rendre à la cheminée peuvent utilement traverser un long chenal horizontal chargé de matières calcaires humides.

Années.	Pages.
1841 — 1842......	18
1845 — 1846......	11
1847 — 1849......	45
1850	62

Acide tartreux. (Fabrication de l')

3.e classe. — 5 novembre 1826.

Inconvénients. — Un peu de mauvaise odeur.

Les vases à évaporation doivent être placés sous un entonnoir communiquant avec la cheminée.

Acier. (Fabrique d')

2.e classe. — 14 janvier 1815.

Inconvénients. — Fumée et danger du feu.

Isoler l'atelier, sans étage au-dessus ; cheminée sans aucun contact avec la charpente ni les murs mitoyens.

Années.	Pages.
1843 — 1844......	12
1845 — 1846......	12

Affinage de l'or ou de l'argent par l'acide sulfurique, quand les gaz dégagés pendant cette opération sont versés dans l'atmosphère.

1.re classe. — 9 février 1825.

Inconvénients. — Dégagement de gaz nuisibles.

Surmonter par une cheminée d'aérage l'atelier de dissolution où se dégage l'acide sulfureux.

Recouvrir les chaudières de l'atelier où l'on dessèche

l'argent, ainsi que celles où l'on concentre le sulfate de cuivre, d'une hotte en bois communiquant au-dehors par des tuyaux de cinq mètres au moins de hauteur au-dessus des toits les plus élevés, dans un rayon de cent mètres, et en tout état de choses, de trois mètres au moins au-dessus de la toiture de l'usine.

Affinage de métaux au fourneau à manche, au fourneau à coupelle ou au fourneau à réverbère.

1.re classe. — 14 janvier 1815.

Inconvénients. — Fumée et vapeurs insalubres et nuisibles à la végétation.

L'isolement est une condition indispensable comme pour les fabriques d'acide sulfurique. Les appareils destinés à opérer le départ à l'aide de l'acide nitrique pouvant être terminés par un système qui conduit le gaz deutoxide d'azote dans un laveur où il se dissout.

L'emploi de l'acide sulfurique nécessite surtout des cheminées qui ne versent dans l'atmosphère les gaz sulfureux qu'à quarante mètres au-dessus du sol.

Affinage de l'or ou de l'argent par l'acide sulfurique, quand les gaz, dégagés pendant cette opération, sont condensés.

2.e classe. — 9 février 1825.

Inconvénients. — Très-peu quand les appareils sont bien montés et fonctionnent bien.

Cheminée d'appel destinée à ventiler les ateliers et à porter les gaz qui se dégageraient accidentellement à 25 ou 30 mètres de hauteur.

Affinage de l'or ou de l'argent au moyen du départ et du fourneau à vent. (Voir *Or*.)

2.ᵉ classe. — 14 janvier 1815.

Nota. — Cet art n'existe plus.

Air irrespirable. — (Voir *Asphyxie*.)

Alcali volatil.

3.ᵉ classe. — 31 mai 1833.

Inconvénients. — Odeur désagréable.

Les moyens de prévenir les émanations résident dans la bonne disposition des appareils.

Une ventilation convenable doit porter les gaz au-dessus des toits et à quinze mètres au moins du sol.

Alcali caustique en dissolution. (Fabrication de l') (Voir *Eau seconde*.)

3.ᵉ classe. — 14 janvier 1815.

Inconvénients. — Très-peu.

L'opération se fait au fur et à mesure des besoins et n'entraîne qu'un léger inconvénient momentané. Les moyens de ventilation sont applicables ici.

Allumettes. (Fabrication d') préparées avec des poudres ou matières détonnantes et fulminantes. (Voir *Poudres fulminantes*.)

2ᵉ. classe. — 25 juin 1823
1.ʳᵉ classe. — 27 janvier 1837.

Inconvénients. — Tous les dangers de la fabrication des poudres fulminantes ; — le travail du phosphore est nuisible aux ouvriers.

Les allumettes garnies de chlorate exigent que le dépôt des chlorates et du phosphore soit isolé des bâtiments par un mur de trente-six centimètres d'épaisseur , s'élevant jusqu'au faîte des bâtiments ; que ces dépôts et les ateliers de travail ne puissent être surmontés d'aucun étage ; que les résidus de la fabrique soient enfouis ou déposés dans des fosses à engrais , sans pouvoir jamais être jetés sur la voie publique. Les étagères des séchoirs doivent être garnies en tôle.

En dehors de ces précautions relatives à la fabrication des allumettes , le travail de la pâte phosphorée est nuisible aux ouvriers et les dispose aux maladies des os et à la gangrène de ces organes. Les propriétés vénéneuses de la matière qui garnit les allumettes , sont un danger incessant pour la société , aussi est-il à désirer que l'usage du phosphore amorphe ou rouge , soit prescrit dans cette industrie et protége ainsi tant d'intérêts.

(Nous apprenons que cette perfection vient de se réaliser et commence à se propager dans l'usage.)

Années.	Pages.
1841 — 1842.......	23
1847 — 1849.......	46
1850.......	70
1851...........	30 — 362

Alun (Fabrique d') (Voir *Sulfate de fer et d'alumine.)*

3.e classe. — 14 janvier 1815.

Lorsque l'on traite les terres pyriteuses il se produit des odeurs infectes qui nécessitent l'éloignement complet de l'usine.

La préparation de l'alun de toutes pièces donne d'abondantes vapeurs d'évaporation , et il faut s'en débarrasser par les moyens ordinaires.

Les inconvénients sont moindres quand on ne fabrique point l'acide sulfurique nécessaire à l'usine.

Années.	Page.
1841 — 1842	23

Amidonneries.

1.re classe. — 14 janvier 1815.

Inconvénients. — Odeur fort désagréable ; — écoulement des eaux.

Paver l'atelier et les cours en pierres dures rejointoyées à la chaux hydraulique, avec pente convenable, de manière à prévenir toute infiltration des eaux dans le sol et à les conduire dans un aqueduc souterrain jusqu'aux égoûts ou aux cours d'eau voisins. Les secondes eaux dites *sures*, ne doivent séjourner dans les usines que le temps nécessaire pour mettre de nouvelles cuves en fermentation immédiate.

Dans quelques cas assainir, par des cheminées d'aérage, les citernes où elles sont reçues.

N'emporter ces liquides qu'en vases clos, à l'aide d'une pompe et à certaines heures, si les usines sont établies au milieu d'habitations.

Lorsque les eaux *sures* peuvent être reçues dans les citernes des étables, l'odeur en est anéantie par les réactions chimiques qui s'y produisent.

Interdiction d'engraisser des porcs sans autorisation spéciale.

Années.	Pages.	
1836 — 1837	5	
1841 — 1842	25	
1845 — 1846	12	
1847 — 1849	47	
1850	71	
1851	32 — 337	
1853	34	
1854	38	
1855	21	

Amidon avec séparation du gluten.

2.e classe. — Arrêté du Président de la République, 6 mai 1849.

Inconvénients. — Eau de lavage.

La fabrication de l'amidon par la séparation du gluten, paraît entrer enfin dans la pratique industrielle. Elle n'a d'autre inconvénient que l'abondance des eaux de lavage auxquelles il faut procurer un écoulement facile et non nuisible aux intérêts acquis.

L'usine ne doit contenir aucune cuve à fermentation.

Amorces fulminantes. (Voir *Fulminate de mercure.*)

1.re classe. { 25 juin 1823
30 octobre 1836.

Inconvénients. — Explosion et danger d'incendie.

Isolement absolu. Les ateliers, magasins, séchoirs ne doivent être surmontés d'aucun étage propre à habitation. Tous ces locaux doivent être construits en matières incombustibles.

Les séchoirs, dont les étages doivent être en fer, seront chauffés à la vapeur.

Apprêt et teinture des crins. Sans fermentation.

3.e classe. — Décision ministérielle, 5 septembre 1843.

Inconvénients. — Poussière et buées.

Toute macération ou fermentation de matière animale étant écartée, la poussière peut être dirigée ou vers une cour, ou vers une cheminée d'appel, l'atelier de battage restant clos sur toutes les faces qui pourraient en laisser échapper chez les voisins ou sur la rue.

Les buées de la teinture seront également conduites dans la cheminée à l'aide d'un chapeau qui surmontera la chaudière et sera terminée par un tuyau de communication avec cette cheminée.

Si l'industriel fait subir quelque fermentation préalable à ses matières, l'usine rentre dans la 1.re classe, (décision ministérielle du 12 février 1844, renvoyant aux ordonnances des 9 février 1825 et 27 mai 1838.)

Années.   Page.
1843 — 1844. 12

Arcansons ou résines de pin. (Travail en grand des) soit par la fonte et l'épuration de ces matières, soit pour en extraire la térébenthine.

1.re classe. — 9 février 1825.

Inconvénients. — Danger du feu et odeur très-désagréable.

Isolement absolu de l'usine ; placer les ouvertures des foyers et cendriers en dehors de l'atelier et des magasins. Construire ceux-ci en matériaux incombustibles. Donner à la cheminée une hauteur de 20 mètres au moins. Ventiler les ateliers à l'aide de cheminées d'appel alimentées par des ouvraux à la partie inférieure de la pièce.

Ardoises artificielles et mastics de différents genres (Fabrique d')

3.e classe. — 20 septembre 1828.

Inconvénients. — Odeur désagréable ; — danger du feu.

Les chaudières de fusion seront surmontées d'un manteau se rendant à la cheminée. Les ouvertures des foyers et cendriers seront situées en dehors de la chambre de fusion.

Artificiers.

1.re classe. — 11 janvier 1815.

Inconvénients. — Danger d'incendie et d'explosion.

Les conditions sont les mêmes que pour les amorces et fulminates.
(Voir *ce mot.*)

Assainissement des maisons.

L'hygiène publique , non moins que l'hygiène privée , est intéressée à l'assainissement des lieux habités , car l'incurie, l'ignorance, peuvent développer des foyers d'infection et préparer des aliments aux maladies épidémiques.

Nous n'avons point ici à rappeler les attributions des commissions ou des conseils d'hygiène, (arrêté du 18 décembre 1848), celles des commissions municipales nommées *ad hoc*, en vertu de la loi du 13 avril 1850. Nous dirons seulement que les causes d'insalubrité peuvent exister au dehors et au dedans ; au dehors par le voisinage de mares d'eaux croupissantes, de dépôts de fumiers infects, de latrines mal construites ou d'industries négligemment exploitées ; au dedans par l'effet de l'abaissement et par suite de l'humidité du sol, par le défaut de hauteur, de ventilation et de cheminées dans les lieux habités. La malpropreté des murailles, des charpentes imprégnées d'émanations animales, est encore une source puissante d'insalubrité, et par dessus tout l'encombrement des chambres de nuit où s'entassent trop souvent les gens avec les animaux et les provisions alimentaires, qu'il est très-important de conserver dans des lieux parfaitement aérés pour qu'ils ne deviennent pas malsains.

Années.	Pages.	
1828 etc.	17	
1836 — 1837	12	
1841 — 1842	26	
1847 — 1849	60	— 190
1850	74	
1851	37	
1852	36	
1853	35	— 102

Asphyxie.

L'air atmosphérique, indispensable à l'entretien de la vie, peut faire défaut à nos poumons, soit d'une manière absolue, soit partiellement et en état de mélange avec des gaz délétères, soit remplacé entièrement par eux.

La submersion, la strangulation avec ou sans suspension, interceptent la respiration.

L'acide carbonique, qu'il provienne de la fermentation,

de la combustion du charbon, ou de l'accumulation d'êtres animés , les gaz des fosses d'aisances , ceux de certaines manipulations chimiques , peuvent se mélanger à l'air respirable , l'altérer ou même le remplacer entièrement. .

Enfin l'inaction des muscles inspirateurs produite par un excès de chaleur ou de froid , peut déterminer la mort par asphyxie. Souvent il s'écoule un long temps pendant lequel la mort n'est qu'apparente. — On a des exemples d'aphyxiés rappelés à la vie après des tentatives qui avaient duré six heures et plus , aussi les secours doivent-ils être prodigués avec persévérance aux personnes asphyxiées.

Sans entrer dans de grands détails , quelques indications sommaires ne seront pas ici hors de propos.

Les noyés ne doivent pas être pendus par les pieds comme on le pense généralement. La mort est causée par l'absence de l'air plus que par la pénétration du liquide Le noyé , couché sur le côté droit , la tête un peu pendante , la bouche entre-ouverte sera frotté sur tout le corps avec de la flanelle ou simplement avec la main. Des pressions faites régulièrement sur la poitrine et le ventre tendront à imiter la respiration. Ces manœuvres doivent être souvent répétées à de courts intervalles. La température de la pièce où l'on opère doit être à 17 degrés environ. — Des couvertures de laine et autres tendant à maintenir la chaleur qui se développerait , les bouteilles d'eau chaude , les fers ou les briques chaudes agiront de même. Si la gorge paraissait embarrassée de mucosités ou matières glaireuses , on chercherait à les dégager à l'aide d'une plume , d'un petit bâton garni de linge et en inclinant la tête à plusieurs reprises. Les frictions se continuent à la plante des pieds , à la paume des mains , sur la région du cœur. Si le noyé paraît respirer , il ne faut plus agir que sur les membres.

Pendant tous ces soins , quelqu'un des assistants doit aller chercher un médecin , comme dans tous les autres cas d'asphyxie. · Toutefois , si le noyé respire et paraît avoir des envies de vomir , on chatouille la gorge avec une plume pour faciliter le vomissement.

Dans les cas où les gaz délétères ont amené la mort apparente, on enlève le plus tôt possible le sujet aux causes délétères, on le couche également, mais le haut du corps un peu élevé, des pressions régulières seront opérées sur le ventre et la poitrine comme pour imiter la respiration, en même temps qu'il lui sera soufflé activement dans la bouche et le nez, soit directement avec la bouche, sait avec un soufflet ; de l'eau fraîche, un verre à la fois, lui sera projetée avec force à la face ou sur le corps et pendant longtemps, il faut continuer encore quand l'asphyxié donne signe de vie, mais sans contrarier sa respiration ; favoriser le vomissement s'il y y a lieu ; faire avaler un peu d'eau vinaigrée dès que cela est possible. Un ou deux lavements vinaigrés peuvent aussi être utiles.

Dans l'asphyxie par le froid, il importe de ne rétablir la chaleur que *lentement*, sous peine de tout perdre. Dès que le malade peut avaler, donner un peu d'eau animée par quelques gouttes d'eau de cologne, de mélisse ou d'eau de vie. — Si le sujet tend au sommeil, un lavement de sel ou de savon sera utile. Mais il faut éviter surtout, un excès de chaleur à marche rapide.

L'asphyxie par la chaleur exige de l'air pur modérément frais, l'allégement des vêtements, la saignée et à défaut les sangsues derrière les oreilles, l'eau froide sur la tête, les bains de pieds irritants, l'eau vinaigrée en boissons et lavements.

Dans la pendaison, la corde coupée, le sujet couché, on emploie l'eau froide sur la tête, les frictions sur les membres, les tentatives de respiration artificielle, et si le visage est vultueux, violacé, la saignée, les sangsues derrière les oreilles, quelques gouttes d'eau de Cologne ou de vin étendu d'eau, dès que le sujet peut avaler, ainsi que tous les soins recommandés ci-dessus contribueront à le rappeler à la vie.

Bains

L'usage des bains a une grande influence sur la santé. La peau est destinée à remplir certaines fonctions que la malpropreté interrompt au préjudice de tout l'organisme. Les ouvriers exposés à de grandes transpirations, au contact de matières solides ou pulvérulentes qui souillent la peau, doivent faire un usage fréquent de bains. Aussi le Gouvernement encourage-t-il par des allocations spéciales les communes qui consentent à créer des établissements où les bains sont mis, par la modicité de leurs prix, à la portée du plus grand nombre.

Les bains froids, dans la saison, fortifient la santé.

Les bains de mer sont utiles aux tempéraments faibles, lorsqu'ils sont gradués avec intelligence pour la durée. Ils sont surtout avantageux pour les tempéraments scrofuleux.

Les bains thermaux remplissent des indications dont la médecine sait tirer parti.

Le département du Nord possède, à Saint-Amand, des eaux thermales et des boues dont l'efficacité est bien démontrée dans certaines affections rhumatismales et autres. Elles sont désormais accessibles aux indigents.

Années.	Pages.
1836 — 1837.......	39
1852.............	109
1855.............	85

Baleine. (Travail des fanons de la) (Voir *Fanons de baleine.*)

3.e classe. — 27 mai 1838.

Inconvénients. — Abondantes vapeurs d'une odeur fade et tenace; putréfaction des eaux quand on n'a pas soin de les jeter immédiatement.

Il doit être prescrit des entonnoirs ou manteaux au-dessus des chaudières conduisant à une cheminée élevée : des aqueducs souterrains pour conduire les eaux jusqu'aux égouts. Le chlorure de chaux, le sulfate de fer détruisent l'odeur des cuves de macération.

Battage en grand et journalier de la laine et de la bourre.

2.e classe. — 31 mai 1833.

Inconvénients. — Bruit et poussière fétide, ou insalubre et incommode.

Les ateliers seront clos du côté de la voie publique et des voisins.

Ils doivent être surmontés par une large cheminée d'appel dont le tirage sera alimenté par des ouvertures, à la partie inférieure de l'atelier ; il ne sera appuyé aux murs mitoyens aucun des appareils ou machines destinés au battage.

Les doubles châssis dormants, les toiles tendues contre les parois de l'atelier, peuvent être mis en usage, suivant les nécessités.

(Voir *Battes mécaniques.*)

Battes mécaniques.

2.e classe. — Arrêté préfectoral du 25 avril 1845.

Inconvénients. — Bruit, poussière, ébranlement des maisons voisines.

L'atelier des battes mécaniques doit être établi dans un bâtiment distant d'un demi-mètre au moins des murs mitoyens.

Les murs de ce bâtiment faisant face aux murs mitoyens seront en maçonnerie pleine de trente-cinq centimètres d'épaisseur, et sans aucune ouverture ni jour.

Les châssis à ouvrir ne pourront exister que dans les murs donnant exclusivement sur la propriété du demandeur. Les jours qui seraient pris sur des murs obliques seraient à châssis doubles et fixes.

Le sol entre le mur mitoyen et le bâtiment des battes, sera creusé de cinquante centimètres au-dessous du niveau du sol sur lequel reposera la table des battes. Cette table, formée d'une poutre de cinq mètres de longueur, ne s'appuiera pas immédiatement sur le sol, mais sera soutenue à ses deux extrémités par des pilots.

Le nombre des battes peut être limité ; il doit être défendu de se servir des murs mitoyens pour sceller dans ledit mur les pièces de bois recevant la transmission de la force qui met les battes en mouvement.

En un mot, tout ce qui concerne l'établissement des battes mécaniques, doit être entièrement isolé des murs dont il s'agit.

Aux extrémités des ateliers, un tuyau, partant du plafond, de un mètre de section, s'élevant au-dessus des toits, enlèvera la poussière en renouvelant l'air. L'entrée du local doit être indirecte, de manière à empêcher l'expansion du bruit. Des tentures en toiles recouvriront les murs et le plafond de manière à amortir le son.

Années	Pages.
1838 — 1840	4
1843 — 1844	18
1845 — 1846	14
1847 — 1849	80
1850	88
1852	41

Batteurs d'or et d'argent.

3.e classe. — 14 janvier 1815.

Inconvénient. — Bruit.

Clore les ateliers sur les faces qui peuvent transmettre le bruit.

Isoler les massifs qui reçoivent le choc du marteau. A cet effet, les poutres et les dalles seront supportées par des contre-murs entièrement séparés des murs mitoyens.

Battoirs à écorce dans les villes.

2.e classe. — 20 septembre 1828.

Inconvénients. — Bruit, poussière et danger du feu.

Fermeture exacte des ateliers du côté de la rue et du côté des voisins.

Surmonter les ateliers d'une cheminée d'appel et ne ventiler que par les parties basses; éloigner les magasins et marchandises de toute espèce de foyer. Ne pas accumuler les matières en tas considérables.

(Voir pour plus de détails sur les moyens d'amortir le bruit, *Battes mécaniques*.)

Benzines. (Voyez *Goudron, distillation*.)

Bitumes en planches. (Fabrique de)

2.e classe. — 9 février 1815.

Inconvénients. — Danger d'incendie; odeur.

(Voir ci-après.)

Bitumes pisasphaltes. (Ateliers pour la fonte et la préparation des)

2.e classe. — 21 mai 1833.

Inconvénients. — Danger d'incendie; odeur.

Les opérations peuvent être limitées à la désagrégation des pièces bitumineuses; au travail de nuit pour la fonte des plaques de peu d'épaisseur.

Les ateliers ainsi que les magasins seront voûtés ou rendus incombustibles et séparés de tout foyer.

Blanc de baleine. (Raffineries de)

2e classe. — 5 novembre 1826.

Inconvénients. — Peu.

Séparer des ateliers les ouvertures des foyers et des cendriers; surmonter les chaudières d'un couvercle métallique susceptible de les fermer hermétiquement, voûter les magasins ou en rendre toutes les parties incombustibles.

Blanc de plomb ou de céruse. (Fabrique de)

2.ᵉ classe. — 14 janvier 1815.

Inconvénients. — Quelques inconvénients pour la santé des ouvriers.

La fonte du plomb et la coulée doivent se faire sous une hotte ou large manteau communiquant avec une cheminée assez élevée.

L'épluchage des lames de plomb carbonaté doit se faire exclusivement à la main.

Le battage employé autrefois doit être interdit (*quelques usines emploient des cylindres cannelés en rapport avec une toile sans fin*). En tous cas, le local doit être spacieux et aéré d'une manière continue et modérée ; les ouvriers doivent être distants l'un de l'autre de deux mètres au moins.

Un local vaste sera destiné au broyage à sec et au blutage. Les moyens mécaniques sont préférables, et l'ouvrier qui surveille l'opération résidera seul dans l'atelier, où l'air sera aussi renouvelé facilement sans trop d'activité, ce qui s'obtient par l'établissement de fenêtres dans toutes les expositions, dont l'une pourra toujours être ouverte.

Des vêtements particuliers pour le travail, des limonades sulfuriques, du lait donné en abondance aux ouvriers, de plus, le lavage des mains et de la figure chaque fois qu'ils vont prendre le repas, préviendront des accidents.

Années.	Pages.
1828 etc............	4
1836 — 1837.......	8
1838 — 1840.......	6
1850	138
1852....	71
1855............ ...	26

2

Blanchîment des tissus et des fils de laine ou de soie par le gaz ou l'acide sulfureux.

2.ᶜ classe. — 5 novembre 1856.

Inconvénients. — Emanations insalubres.

Surmonter les ateliers de soufrage par une cheminée d'appel alimentée à l'aide d'ouvreaux à la partie inférieure, toutes les parties qui ne donnent pas exclusivement sur la propriété étant exactement closes.

Blanchîment des toiles et fils de chanvre, de lin et de coton, par le chlore.

2.ᵉ classe. } 15 janvier 1815.
15 nov. 1826.

Inconvénients. — Emanations désagréables.

Mêmes indications que ci-après.

Années.	Pages.
1836 — 1837......	11
1841 — 1842.......	61
1843 — 1844.......	25
1845 — 1846......	21
1850............	84
1851............	51
1852............	80
1853.	117 — 127
1854............	45
1855.	46

Blanchîment des toiles et fils de chanvre, de lin ou de coton, par les chlorures alcalins.

3.ᵉ classe. — 5 novembre 1826.

Inconvénients. — Emanations désagréables ; — écoulement d'eaux alcalines ou acidulées impropres à l'alimentation des bestiaux ; — résidus de chlorure de chaux.

Si les usines ne sont pas entièrement isolées, les ateliers de travail où se dégage du chlore et des buées, doivent être privés d'ouverture du côté des voisins ou de la voie publique.

L'aérage de ces ateliers, dans l'intérêt des ouvriers, doit être facilité par des cheminées d'appel.

Les eaux alcalines ou acidulées doivent être retenues dans de vastes réservoirs pour ne s'échapper que la nuit dans les cours d'eau.

Les résidus de chlorure de chaux doivent être exportés.

Années comme à l'article précédent.

Blanc d'Espagne. (Fabrique de)

3.e classe. — 14 janvier 1815.

Très-peu d'inconvénients.

Quelques poussières que l'on peut concentrer dans un atelier fermé et surmonté d'une cheminée d'appel.

Bleu de Prusse. (Fabrique de) lorsqu'on n'y brûle pas la fumée et le gaz hydrogène sulfuré.

1.re classe. — 14 janvier 1815.

Inconvénients. — Odeur désagréable, insalubre.

Il y a alors nécessité d'exiger un isolement absolu, et une très-grande élévation de cheminée ; mais dans l'intérêt de la valeur des propriétés voisines au milieu desquelles le séjour nécessité par le travail devient très-désagréable, il y a convenance de faire brûler les gaz, en les faisant arriver sous la grille d'un fourneau dans un grand état de division.

Année.	Page.
1836 — 1837	11

Bleu de Prusse. (Fabriques de) lorsqu'elles brûlent leur fumée et le gaz hydrogène sulfuré, etc.

2.ᵉ classe. — 14 janvier 1815.

Très-peu d'inconvénients si les appareils sont parfaits, ce qui n'a pas lieu constamment.

Conduire dans un foyer, et fortement divisés, les gaz résultant de la calcination et de la saturation, faire communiquer ce foyer avec une cheminée de 25 à 30 mètres de hauteur, suivant les conditions d'isolement.

Un procédé de fabrication qui est sans inconvénient, consiste à mélanger une dissolution de potasse cristallisé avec une dissolution de sulfate de fer.

Bleu de Prusse. (Dépôts de sang des animaux destinés à la fabrication du) (Voir *Sang des animaux*.)

1.ʳᵉ classe. — 9 février 1825.

La conservation du sang des animaux peut-être obtenue par les résidus des fabriques d'eau de Javel.

Bois dorés. (Brûleries des)

3.ᵉ classe. — 14 janvier 1815.

Très-peu d'inconvénients, l'opération se faisant très en petit.

Une cheminée à manteau porte dans l'atmosphère les odeurs qui peuvent se dégager par la combustion du *vernis mordant* qui a reçu l'or.

Borax artificiel. (Fabrique de)

3.ᵉ classe. — 9 février 1825.

Très-peu d'inconvénients.

Un courant ascendant peut entraîner par la cheminée l'acide carbonique qui se dégage dans l'opération.

S'il se produit de l'ammoniac provenant de sels étrangers, il est bon, sous le rapport de la salubrité, et utile au fabricant de conduire les gaz dans un vase contenant de l'acide sulfurique.

Borax. (Raffinage du)

3.e classe. — 14 janvier 1815.

Très-peu d'inconvénients.

Quelques buées qu'on peut diriger dans la cheminée par le moyen usuel des manteaux surmontant les chaudières.

Boues et immondices. (Dépôts de) (Voir *Voiries.*)

1.re classe. — 9 février 1825.

Inconvénients. — Odeur très-désagréable et insalubre.

Bougies de blanc de baleine. (Fabrique de)

3.e classe. — 9 février 1825.

Inconvénients. — Danger d'incendie.

Placer l'ouverture des foyers et cendriers en dehors de l'atelier où s'opère la fusion, et des magasins.

Année.	Page.
1838 — 1840.......	5

Bourre. (Voir *Battage.*)

3.e classe. — 31 mai 1833.

Inconvénients. — Bruit et poussière fétide ou insalubre et incommode.

Boutons métalliques. (Fabrication des)

3.e classe. — 14 janvier 1815.

Inconvénients. — Bruit; — vapeurs mercurielles pour les ouvriers doreurs de boutons.

Éloigner des murs mitoyens toutes les machines faisant du bruit ou capables d'ébranler.

Fermer toutes les ouvertures donnant sur la rue et du côté des voisins.

Les vases destinés à dorer par l'amalgame doivent être munis de dispositions qui conduisent le mercure volatilisé dans un long tuyau en fer en rapport avec une haute cheminée.

Boyaudiers.

1.re classe. — 14 janvier 1845.

Inconvénients. — Odeur très-désagréable et insalubre.

Isolement absolu ; fermer les chaudières par des tambours munis de portes et communiquant à une haute cheminée.

Ne déverser sur la voie publique aucune eau de lavage, mais les conduire à l'égoût par un canal souterrrain après les avoir reçues dans un réservoir-depôt fermé par une cuvette hermétique , et situé au milieu de l'atelier dallé et cimenté à la chaux hydraulique avec pente convenable.

Les excréments , les déchets solides doivent être exportés chaque jour et jamais brûlés.

La fonte des graisses et suifs ne doit être opérée qu'au bain-marie , si l'usine n'est pas entièrement isolée.

Les cuves à fermentation doivent être placées sous un hangar, ou dans un atelier, sous une hotte en communication avec une cheminée élevée suivant les exigences locales.

Brasseries.

3.e classe. — 14 janvier 1845.

Inconvénients. — Fumée épaisse quand les fourneaux sont mal construits , et un peu d'odeur.

Les émanations qui s'échappent des brasseries sont très-fatigantes pour certaines personnes, aussi les ouvertures doivent-elles être interdites du côté des voisins.

Des manteaux doivent être placés au-dessus des chaudières et diriger les buées dans une cheminée d'appel,
construite en maçonnerie et élevée au-dessus des toits du
voisinage.

Les murs mitoyens doivent être protégés par des contre-murs de l'effet de l'humidité près des chaudières, et
dans tout le parcours de ladite cheminée d'appel. Des
contre-murs sont également nécessaires contre les cloisons
mitoyennes, à l'endroit des foyers et de leur cheminée qui
aura une hauteur suffisante pour éviter les incendies,
cinq mètres au moins au-dessus des toits voisins.

Les planchers, lorsqu'on en posera sur les chaudières,
seront solidement fixés pour éviter la chute des ouvriers.
Les bacs à bière dans les entonneries seront placés à trente
centimètres au moins des murs mitoyens.

Les drèches doivent être enlevées chaque jour. Les eaux
ne doivent jamais s'écouler sur la voie publique, elles
gagneront les égoûts ou les cours d'eau par un aqueduc,
muni à l'orifice, dans l'intérieur de la brasserie, d'une
grille serrée.

Années.	Pages.	
1836 — 1837.......	12	
1843 — 1844.......	26	
1845 — 1846.......	21	
1847 — 1849.......	90	
1850.............	10	
1851	327 —	427
1855.............	24	

Briqueteries. (Voir *Tuileries.*)

2.e classe. — 14 janvier 1815.

Inconvénients. — Fumée abondante au commencement de la fournée (quand les briques sont
cuites dans des fours). Pour les briqueteries en
plein air, l'action de la chaleur et des gaz sur la
végétation est préjudiciable; — La vue du feu
peut effrayer les chevaux.

Un arrêté préfectoral, en date du 22 juin 1812, interdit de cuire les briques à moins de cinquante mètres des

routes et voies de communication, à partir de la crête extérieure des fossés bordant ces routes.

Il serait logique d'exiger semblable distance des propriétés voisines. Mais l'extrême division de la propriété a souvent nécessité des dérogations à ce principe.

Les prescriptions habituellement indiquées, en vue de remédier aux graves inconvénients de ces opérations, consistent à n'autoriser la mise des feux qu'après l'enlèvement des récoltes, à protéger par des toiles ou des paillassons tendus près du four, les arbres et les haies vives des voisins.

Mais, il faut bien le reconnaître, si ces moyens employés souvent avec beaucoup de négligence, parviennent quelquefois à empêcher le grillage et la destruction des feuilles, ils sont insuffisants pour assurer le succès de la floraison, et les arbres fruitiers, les houblonnières, etc, se trouvent, suivant la direction des vents, frappés de stérilité dans un rayon assez étendu.

Ces considérations, justifiées par les difficultés sans cesse renouvelées entre les ayant-cause, amèneront sans doute la nécessité d'interdire les fours et fabriques à moins de 100 mètres des habitations et la mise des feux pendant le mois de juin, époque de la floraison des blés, pour toutes les fabriques qui ne seraient pas à 100 mètres au moins des champs des voisins.

Années.	Pages.		
1828 etc.	5		
1836 — 1837	12		
1838 — 1840	5		
1841 — 1842	62		
1843 — 1844	28		
1845 — 1846	21		
1847 — 1849	92		
1850	100		
1851	62	327	415
1852	62		
1853	128		
1854	47		
1855	25		

Briqueteries ne faisant qu'une seule fournée en plein air, comme on le fait en Flandre.

3.ᵉ classe. — 14 janvier 1815.

L'opération étant la même que celle signalée précédemment, mais restreinte à une seule cuite, les inconvénients décrits ne se présentent qu'une fois, et les conditions palliatives sont les mêmes et ont trait à la distance des routes et des propriétés voisines, à l'époque de la mise des feux, à la protection des récoltes ou des haies, par des toiles ou paillassons.

Briquettes de houille.

Cette industrie, non classée, met en usage plusieurs procédés pour agglutiner la houille, et pour lui faire subir la pression nécessaire.

Le gluten provenant des déchets de moulin ou autre matière inodore, est sans inconvénient.

L'emploi du goudron, comme moyen de cohésion, donne lieu à des émanations, et les usines qui l'emploient doivent être considérées comme de première classe, ainsi que toutes celles où l'on traite le goudron.

Les battes et autres machines faisant du bruit doivent être proscrites près des habitations.

Années.	Pages.
1847 — 1849.......	92
1852..............	65
1854..............	50

Briquets phosphoriques et briquets oxigénés. (Fabriques de)

3.ᵉ classe — 5 novembre 1826.

Inconvénients, — Danger d'incendie.

Conserver les marchandises dans des lieux voûtés, rendre les ateliers également incombustibles en recouvrant de tôle ou de mortier, toutes les parties de chapente, ne jamais jeter sur la voie publique les balayures des ateliers et magasins, mais les enfouir ou les brûler.

Buanderies des blanchisseurs de profession et les lavoirs qui en dépendent. quand ils n'ont pas un écoulement constant de leurs eaux.

2.e classe. — 5 novembre 1826.

Inconvénients. — Odeurs désagréables et insalubres.

A défaut d'écoulement, les eaux doivent être recueillies dans des réservoirs étanches, et être enlevées à l'aide de pompe dans des tonneaux hermétiquement fermés et avant leur décomposition putride.

Le traitement de ces eaux par les acides ou la chaux, est l'objet d'une industrie spéciale.

(Voyez : *Extraction des corps gras contenus dans les eaux savonneuses et l'article ci-après.*)

Buanderies des blanchisseurs de profession, et les *lavoirs* qui en dépendent, quand ils ont un écoulement constant de leurs eaux.

3.e classe { 14 janvier 1815. 5 novembre 1826.

Inconvénients. — Peu ; — Buées ; — Décomposition des eaux de savon.

Les buées des lavoirs et chaudières ne doivent s'échapper ni chez les voisins, ni sur la voie publique. La cheminée des chaudières doit avoir une hauteur suffisante pour éviter les incendies ; enfin, les eaux doivent se rendre par des aqueducs aux égoûts ou aux cours d'eau et ne jamais s'échapper sur la voie publique.

Année. Page.
1845 — 1846....... 22

Buanderies.

3.ᵉ classe. — 14 janvier 1815.

Inconvénients. — Graves par la décomposition des eaux de savon, quand elles n'ont pas d'écoulement.

(Voir *les deux articles précédents.*)

Cables goudronnés.

2.ᵉ classe. — Arrêté préfectoral du Nord du 23 décembre 1850.

(Voir *Chaînes vernissées.*)

Calcination d'os d'animaux, lorsque la fumée est brûlée, appartient à la 2.ᵉ classe et non pas à la troisième, comme l'indique par erreur le texte de l'article 8 de l'ordonnance du 9 février 1825, rectifié par celle du 20 septembre 1828, article 5.

2.ᵉ classe $\begin{cases} \text{9 février 1825.} \\ \text{20 septembre 1828.} \end{cases}$

Inconvénients. — Odeur toujours sensible, même avec des appareils bien construits.

Ces usines doivent être éloignées des agglomérations ; les gaz résultant de la calcination doivent arriver sous le foyer destiné à les brûler, dans un grand état de division, et la cheminée doit avoir une grande hauteur, 30 mètres au minimum.

(Voir *Noir animal.*)

Calcination d'os d'animaux lorsqu'on n'y brûle pas la fumée.

1.ʳᵉ classe. — 9 février 1825.

Inconvénients. — Odeur très-désagréable de matières animales brûlées, poussée à une grande distance.

(Voir *Noir animal.*)

Camphre. (Préparation et raffinage du)

3.ᵉ classe. — 14 janvier 1815.

Inconvénients. — Odeur forte et quelque danger d'incendie.

Le camphre ne se prépare guère en France ; du reste, comme pour le raffinage, il convient d'opérer sous un vaste manteau de cheminée, rélativement élevé au-dessus des toits voisins, et de placer l'ouverture des foyers et des cendriers en dehors de l'atelier.

Caramel en grand. (Fabriques de)

3.ᵉ classe. — 5 novembre 1826.

Inconvénients. — Danger du feu ; — Odeur désagréable.

Diriger, à l'aide d'un manteau, les émanations dans la cheminée. Recouvrir les bassines de couvercles métalliques mobiles à l'aide d'une charnière, de manière à pouvoir conjurer immédiatement les dangers d'incendie.

Carbonisation du bois à air libre, lorsqu'elle se pratique dans les établissements permanents et ailleurs que dans les bois et forêts ou en rase campagne.

2.ᵉ classe. — 20 septembre 1828.

Inconvénients. — Odeur et fumée très-désagréable s'étendant au loin.

Il est difficile d'exiger dans cette opération autre chose qu'un éloignement considérable et l'apposition de toiles ou paillassons dans la direction des vents.

Caractères d'imprimerie. (Fonderies de)

3.ᵉ classe. — 14 janvier 1815.

Très-peu d'inconvénients.

L'antimoine contient quelquefois de l'arsenic.
Ventiler l'atelier ; fondre et couler sous un large manteau de cheminée.

Carreaux. (Fabriques de) compris au titre *Tuileries et briqueteries.*

2.ᵉ classe. — 14 janvier 1815.

Inconvénients. — Fumée.

Il suffit de donner une certaine hauteur à la cheminée et d'éloigner le magasin des fagots.

Années.	Pages.
1836 — 1837.	17
1838 — 1840.	6

Carrières, prises de pierres, grès ou sable.

Non classées.

Ne peuvent être ouvertes à moins de 50 mètres de distance des chemins. Elles seraient comblées aux frais des contrevenants , qui seraient en outre poursuivis pour le paiement de l'amende de 500 fr. (Arrêté du Conseil d'Etat du 5 avril 1772).

Cartonniers.

2.ᵉ classe. — 14 janvier 1815.

Inconvénients. — Un peu d'odeur désagréable ; — écoulement d'eaux putrescibles ; — Dangers d'incendie.

Les séchoirs doivent être murés et plafonnés pour éviter les incendies. L'ouverture du foyer sera située en dehors de la pièce. Le lieu où sont placées les cuves à

détremper et les presses doit être pavé en dur et rejointoyé à la chaux hydraulique. — Les eaux doivent être
reçues dans une citerne étanche , pour être exportées en
vases clos ou conduites aux égoûts par un aqueduc muni
à l'orifice d'une grille serrée , sans pouvoir jamais s'écouler sur la voie publique.

Années.	Pages.
1836 — 1837	17
1843 — 1844	33

Cendres d'orfèvre. (Traitement des) par le plomb.

1.re classe. — 14 janvier 1815.

Inconvénients. — Fumée et vapeurs insalubres.

Les émanations nuisibles proviennent de la dissémination de l'oxide de plomb.

Ralentir le tirage en abaissant la température est donc
le but à atteindre, comme dans la révivification des cendres de plomb.

Suivant la proximité des habitations on doit limiter les
dimensions du fourneau, ainsi : hauteur 1 mètre, section
intérieure vers la base 20 cent. Avec ces dimensions le
fourneau débouche dans un chenal en maçonnerie de
30 cent. de largeur, 1 m. 20 de hauteur sur une longueur
de 4 mètres.

Ce chenal se continue à l'autre extrémité dans la partie
inférieure avec une cheminée en poterie ou maçonnerie
s'élevant au-dessus des toits voisins , et en tous cas à
8 mètres du sol au moins.

En outre , le travail ne doit être effectué que la nuit si
l'usine n'est pas parfaitement isolée.

Années.	Pages.
1836 — 1837	18
1838 — 1840	6

Cendres d'orfèvre. — (Traitement des) par le mercure et la distillation des amalgames.

2.e classe. — 14 janvier 1815.

Inconvénients. — Danger à cause du mercure en
vapeur dans l'atelier.

Recouvrir les appareils de volatilisation de chapitaux
conduisant les vapeurs mercurielles dans un long canal
de fer où se condense le mercure, et terminé par une
très-haute cheminée de 30 mètres au moins.
L'atelier, d'ailleurs, doit être parfaitement ventilé.

Cendres. (Laveurs de)

3.e classe. — 14 janvier 1815.

Inconvénients. — Très-peu.

Diriger les buées dans une cheminée ; ne gêner en rien
la voie publique par le chargement ou par le déchargement
des matières premières.

Cendres gravelées. (Fabrication des) lorsqu'on laisse
répandre la fumée au dehors.

1.re classe. —

Inconvénients. — Fumée très-épaisse et très-désagréable par sa puanteur.

Ainsi qu'on le dira pour la fabrication de la potasse
provenant des mélasses, il est convenable de faire arriver
la fumée provenant de la calcination sous la grille d'un
foyer en ignition et dans un grand état de division.
Dans le cas contraire prévu par la présente classification, un isolement absolu et une grande hauteur de
cheminée doivent être indiqués.

Cendres bleues et autres précipités du cuivre. (Fabrication des)

3.e classe. — 14 janvier 1815.

Inconvénients. — Aucun, si ce n'est celui de l'écoulement des eaux.

Il convient que les eaux, avant leur sortie de l'usine, aient parfaitement déposé; qu'elles soient conduites par un aqueduc souterrain à l'égout, sans qu'elles puissent communiquer avec les réservoirs ou les cours d'eau destinés aux usages domestiques ou à l'abreuvement des bestiaux.

Cendres gravelées (Fabrication des) lorsqu'on brûle la fumée, etc.

2.e classe. — 14 janvier 1815.

Inconvénients. — Un peu d'odeur.

En faisant arriver les gaz très-divisés sur la grille d'un foyer en activité, l'odeur est à peine sensible dans le voisinage, pourvu que la cheminée ait une certaine élévation, 25 à 30 mètres.

Céruse. (Fabriques de)

2.e classe. — 14 janvier 1815.

Inconvénients. — Quelques-uns seulement pour la santé des ouvriers.

(Voir *Blanc de céruse.*)

Chaînes en fer vernissées à l'aide du goudron.

2.e classe. — Arrêté préfectoral du Nord du 23 décembre 1850.

Cette industrie, non classée d'abord, pouvait, comme toutes celles où se travaille le goudron, rentrer dans la première classe.

Pendant l'immersion dans le goudron des chaînes chauffées au préalable, il se dégage des vapeurs acres, pénétrantes et nauséabondes.

On avait proposé des galeries très-élevées et terminées par de hautes cheminées ; mais il paraît que les usines étant souvent séparées d'habitations, il suffit, pour ne gêner personne, de ne procéder que la nuit à cette opération. Cependant, quand la distance des habitations n'est pas très-grande, il y a lieu d'exiger au moins dix mètres de hauteur pour la cheminée de ces galeries.

Années	Pages.
1850	105
1851	64
1852	68

Chairs ou débris d'animaux. (Les dépôts, les ateliers et les fabriques où ces matières sont préparées par la macération, ou desséchées pour être employées à quelqu'autre fabrication)

1.re classe. — 9 février 1825

Inconvénients. — Odeur très-désagréable.

L'isolement est commandé par le classement. Les tourailles à dessécher, les cuves à macération, placées sous des hangars, doivent recevoir une ventilation complète.

Les eaux de macération doivent être exportées pour engrais et reçues provisoirement dans des citernes étanches et fermées.

Les os, crins, cornes, doivent être disposés sous des hangars secs. Les graisses, peaux, chairs fraîches, seront enlevées de l'usine avant toute fermentation putride.

Toutes les parties de l'usine doivent être pavées en pierres dures cimentées, avec pente vers une rigole conduisant aux citernes.

De hautes plantations autour de l'usine facilitent la dissémination des gaz fétides.

Année.	Pages.
1851	36 — 391

Chamoiseurs.

2.ᵉ classe — 14 janvier 1815.

Inconvénients. — Un peu d'odeur.

L'atelier sera pavé en pierres dures, rejointoyé à la chaux hydraulique.

L'ouverture des foyers et cendriers sera en dehors de l'atelier des chaudières. Celles-ci seront surmontées d'un manteau communiquant avec la cheminée, qui s'élèvera à 2 mètres au-dessus des toits voisins.

Aucun déchet ne sera brûlé.

Aucune tonne à l'huile de dégras ne séjournera dans la rue.

Aucune peau à sécher ne sera exposée sur la voie publique.

Chandeliers.

2.ᵉ classe. — 14 janvier 1815.

Inconvénients. — Quelque danger du feu et un peu d'odeur.

La fabrication exclusive des chandelles doit se faire avec du suif épuré. Il ne doit jamais pénétrer de suif en branche dans ces établissements, où ne doit se trouver, sous aucun prétexte, de presse à cretons.

La chaudière doit être recouverte d'un manteau conduisant les vapeurs dans une cheminée surmontant de 2 mètres les habitations voisines dans un rayon de 50 mètres.

L'ouverture du foyer et celle du cendrier doivent être pratiquées dans un lieu séparé de la chambre de fusion et du dépôt des matières grasses.

Années.	Pages
1836 — 1837	19
1838 — 1840	7
1841 — 1842	62
1843 — 1844	34
1845 — 1846	26
1847 — 1849	93
1850	147
1851	62
1852	74
1853	133
1854	52

Chantiers de bois à brûler, dans les villes.

3.e classe. — 5 février 1825.

Inconvénients. — Danger du feu exigeant la surveillance de la police.

Ces dépôts doivent être séparés par des murs de toute espèce de foyer. On ne doit employer, pour l'éclairage, que des lampes de sûreté.

Chanvres. (Voir *Peignage.*)

2.e classe. — 27 janvier 1837.

Inconvénients. — Incommodité produite par la poussière, et danger du feu.

Chanvre. (Rouissage du) (Voir *Routoirs,*)

1.re classe { 14 janvier 1815.
  5 novembre 1826

Inconvénients. — Emanations insalubres; — infection des eaux; — fièvres.

Chapeaux. (Fabriques de)

2.e classe. — 14 janvier 1815.

Inconvénients. — Buées et odeur assez désagréable; — poussière noire occasionnée par le battage après la teinture et portée au loin.

La chaudière de teinture doit être surmontée d'une hotte en communication avec la cheminée ; celle-ci doit être élevée de 2 mètres au-dessus des toits voisins.

Pendant le battage, toutes les ouvertures sur la voie publique doivent être closes, la ventilation devant se faire sur la propriété même.

Aucun écoulement de liquide ne peut avoir lieu sur la

voie publique, leur projection à l'égoût ne doit être fait qu'après dépôt des matières en suspension opéré dans l'établissement.

Années.	Pages.
1836 — 1837	19
1838 — 1840	8

Chapeaux de soie ou autres préparés au moyen d'un vernis. (Fabrication des)

2.ᵉ classe. — 27 janvier 1837.

Inconvénients. — Danger du feu et mauvaise odeur.

Les vernis ne doivent pas être préparés dans l'établissement sans autorisation spéciale; les ateliers où l'on applique les vernis, où l'on emploie les résines à l'aide du fer chaud, doivent être munis d'une cheminée d'aérages s'élevant au-dessus des toits. Les ouvertures pratiquées à la partie inférieure des ateliers assureront le renouvellement de l'air; les jours sur la voie publique ou très-rapprochés des voisins doivent être munis de châssis dormants et les portes s'ouvrir indirectement.

La teinture des soies se fait également sous une hotte.

(Voir l'article précédent.)

Années.	Pages.
1852	83
1853	134

Charbon animal. (La fabrication ou la révivification du) lorsqu'on n'y brûle pas la fumée.

1.ʳᵉ classe. — 9 février 1825.

Inconvénients — Odeur très-désagréable de matières animales brûlées, portée à une grande distance.

Des cheminées très-élevées (30 à 40 mètres) sont les seuls palliatifs. Ces usines doivent être entièrement isolées. Il est à remarquer que le travail des champs est même très-désagréable sous la direction du vent.

Charbon animal. (Fabrication ou révivification du)
lorsque la fumée est brûlée, appartient à la seconde
classe, et non pas à la troisième, comme l'indique,
par erreur, le texte de l'article 8 de l'ordonnance
du 9 février 1825, rectifiée par celle du 20 septembre 1828, article 5.

2.ᵉ classe { 9 février 1825.
{ 20 septembre 1828.

Inconvénients. — Odeur toujours sensible, même
avec des appareils bien construits.

Lorsque les gaz sont dirigés sous la grille d'un foyer en
ignition et n'y arrivent qu'à un état d'extrême division à
travers une pomme d'arrosoir, ils sont assez complètement
brûlés pour être peu incommodes.

Années.	Pages.
1838 — 1840.......	8
1855........	29

Charbon de bois dans les villes. (Les dépôts de)

3.ᵉ classe. — 9 février 1825.

Inconvénients. — Danger d'incendie, surtout quand
les charbons ont été préparés à vases clos, attendu
qu'ils peuvent prendre feu spontanément.

Éloigner les dépôts de tout foyer, dont ils doivent être
séparés par un mur. — Diviser les charbons par petits
tas, séparés entre eux.

Charbon de bois. (Magasins de) dans les villes.

2.ᵉ classe. — 5 juillet 1834.

Inconvénients. — Danger d'incendie, surtout quand
les charbons ont été préparés à vases clos, attendu
qu'ils peuvent prendre feu spontanément.

Ne surmonter le magasin d'aucun étage, le couvrir en
dur et ne déposer le charbon de boulanger, dit *braisettes,*

que dans une cave ayant une entrée particulière. N'éclairer les magasins qu'avec des lampes de sûreté ou derrière des châssis dormants.

Éloigner les dépôts de tous foyers, dont ils doivent être séparés par un mur; diviser les charbons nouvellement apportés, par petits tas, séparés entre eux par la distance d'un mètre.

Charbon de bois fait à vases clos.

2.e classe. — 14 janvier 1815.

Inconvénients. — **Fumée et danger du feu.**

C'est surtout lorsqu'on décharge l'appareil que se dégage la fumée et que le danger du feu est imminent par l'inflammation spontanée du charbon, qu'il faut avoir la précaution de ne pas accumuler en tas considérable; mais, au contraire, d'étendre le plus possible. L'atelier doit être construit en matériaux incombustibles, et terminé à sa partie supérieure par une cheminée s'élevant à 10 mètres au moins au-dessus des toits voisins dans un rayon de 100 mètres.

Charbon de terre épuré lorsqu'on travaille à vases clos. *(Coke.)*

2.e classe. — 14 janvier 1815.

Inconvénients. — **Un peu d'odeur et de fumée.**

Surmonter l'atelier d'une large cheminée partant de la partie supérieure et s'élevant à cinq mètres au moins au-dessus des toits voisins, dans un rayon de 100 mètres environ.

L'appareil peut d'ailleurs se terminer par un tuyau amenant les gaz qui s'échapperaient en définitive sous la grille du foyer même.

Année.	Page.
1854...............	225

Charbon de terre. (Épurage du) à vases ouverts.
(Coke.)

1.re classe. — 14 janvier 1815.

Inconvénients. — Fumée et odeur très-désagréables.

L'isolement doit être absolu et l'atelier clos de tous
côtés, à l'exception de la porte. Il doit être surmonté
d'une vaste cheminée portant les fumées à 40 mètres au
moins dans l'atmosphère.

Châtaignes. (Dessiccation et conservation des)

2.e classe. — 14 janvier 1815.

Inconvénients. — Très-peu, attendu que c'est une
opération de ménage.

Lorsque cette opération se fait en grand, il y a lieu de
proscrire toute ouverture du séchoir ou des lieux de
dépôt, du côté de la voie publique ou des voisins, et de
plus, d'exiger l'ouverture d'une cheminée partant du plafond de ces locaux et s'élevant à 2 mètres au-dessus des
toits.

Chaudières. (Voir *Machines et chaudières à haute et
à basse pression.*)

2.e et 3.e classe. — 25 mars 1830.

Inconvénients. — Fumée et danger d'explosion.

Élévation des cheminées en rapport avec les hauteurs
des bâtiments environnants.
(Quant aux explosions, voir *Machines à vapeur.*)

Chauffage.

Il est très-important, quel que soit le moyen de chauffage employé, de faciliter le dégagement des gaz qui sont
le produit de la combustion; aussi est-il très-dangereux
de disposer, pour chauffer une place, des braises rouges
dans un vase qui ne communique pas avec une cheminée.

Chaux. (Fours à) permanents étaient primitivement rangés dans la première classe.

2.e classe. — 29 juillet 1818.

Inconvénients — Grande fumée ; — vue du feu par les chevaux ; — gaz asphyxiant.

Par arrêté préfectoral du Nord, en date du 12 juin 1812, que nous citons ci-dessous, les fours à chaux ne peuvent être établis qu'à 50 mètres de la crête extérieure des fossés bordant les voies de communication, lorsque le four n'est pas masqué par une muraille de 2 mètres de hauteur. — Cette même distance devrait être observée pour les habitations. — Les accidents nombreux arrivés par l'incurie des passants qui viennent se réchauffer près des gobelets, ont nécessité la prescription d'une clôture en palissade fermant à clef, hors le temps de service.

De plus, le puits d'extraction des pierres doit être entouré d'une banquette de cinquante centimètres de hauteur.

Extrait de l'arrêté préfectoral, en date du 12 juin 1812 (section septième).

. . . .

« Article 59. Il ne pourra être construit aucun four à
» chaux et à briques, à une distance moindre de 50
» mètres des crêtes extérieures des fossés qui bordent les
» chemins publics, sous peine de démolition, à moins
» que ce soit dans un terrain particulier, clos de murs de
» plus de deux mètres de hauteur ; dans tous les cas, la
» demande en autorisation de former de semblables éta-
» blissements, sera adressée au sous-préfet, pour y être
» statué dans les formes prescrites par le décret impérial
» du 24 février 1812.
» Les fours à chaux et à briques existant maintenant

» à une distance moindre que celles ci-dessus des che-
».mins , ne pourront être réparés. »

Années.	Pages.
1828 etc..............	12
1838 — 1840.......	52
1841 — 1842.......	87
1843 — 1844.......	87
1845 — 1846.......	75
1847 — 1849.......	156
1850	171
1851.............	146
1852.............	293
1853.............	129
1855.............	113

Chaux. (Fours à) ne travaillant pas plus d'un mois
par année.

3.e classe. — 14 janvier 1815.

Inconvénients, — Grande fumée.

(Voir ci-dessus.)

Cheminées en cuivre et en tôle.

Non classées.

Sont proscrites dans le département du Nord.

On avait employé , à une certaine époque , des tuyaux
de cuivre pour prolonger les cheminées dont la hauteur
n'était pas suffisante. Mais des expériences directes ont
prouvé que ce métal était rapidement attaqué par les gaz
de la combustion des houilles ; qu'il se détériorait rapidement et perdait en moyenne de 1 à 2 kilog. par
mètre carré de surface en une année ; que cette perte ré-
sultait d'une transformation en sels de cuivre entraînés
avec la fumée et qui retombaient sur les propriétés voisines et même par les cheminées ouvertes , jusque dans
les aliments. Les eaux de pluie ou des puits ouverts en
contenaient des quantités notables. Ces cheminées *ont été
proscrites* par arrêtés administratifs.

3

Les surélévations en tôle ou en fonte, que l'on tolère quelquefois, mais rarement, doivent être assujetties avec beaucoup de soins.

Années.	Pages.
1836 — 1837	19
1847 — 1849	94

Chicorée-café. (Fabriques de)

3.e classe. — 9 février 1825.

Inconvénients. — Très-peu.

L'odeur persistante et nauséabonde est très-incommode quand il n'est pris aucune précaution. Il y a aussi quelquefois danger d'incendie.

La première indication est de surmonter l'atelier de torréfaction par une cheminée d'aérage et l'appareil par un large manteau en communication avec la cheminée. Celle-ci et le tuyau d'aérage doivent s'élever à 5 mètres au-dessus des toits environnants. Pour prévenir les incendies, toutes les pièces de bois seront, comme le plafond, recouvertes d'une forte couche de mortier.

Années.	Pages.	
1836 — 1837	36	
1838 — 1840	8	
1841 — 1842	62	
1843 — 1844	37	
1845 — 1846	27	
1847 — 1849	99	
1850	150	
1851	71	— 337
1852	87	
1853	141	
1854	60	
1855	30	

Chiffonniers.

2.e classe. — 14 janvier 1815.

Inconvénients. — Odeur très-désagréable et insalubre.

La malpropreté de ces matières exige, dans le lieu de dépôt, une ventilation assurée par une cheminée ouverte à la hauteur du plafond, et des ouvertures pratiquées dans le bas de la pièce et du côté des cours de l'industriel, les communications avec la voie publique étant interceptées.

Voir *Os (dépôts d').*

Années.	Pages.
1845 — 1846	29
1853	144
1855	35

Chlore, *acide muriatique oxigéné.* (Fabrication du) quand ce produit est employé dans les établissements mêmes où on le prépare. (Voir *Acide muriatique oxigéné.*)

2.e classe. — 9 février 1825.

Inconvénients. — Odeur désagréable et incommode quand les appareils perdent, ce qui a lieu de temps à autre.

Disposer les appareils sous de larges manteaux de cheminée portant les gaz à une grande hauteur. — Ventiler convenablement les ateliers.

Chlorure de Chaux. (Fabrication en grand du)

1re classe. — 31 mai 1833.

Inconvénients. — Odeur désagréable et incommode quand les appareils perdent, ce qui a lieu de temps à autre.

Isolement complet.—Les chambres ou les tourilles dans

lesquelles on dépose la chaux éteinte , de manière à multiplier les surfaces , doivent se terminer par un appareil propre à dissoudre dans l'eau le gaz surabondant.

Chlorures alcalins, *Eau de javelle.* (Fabrication des) destinés au commerce , aux fabriques.

1.re classe. — 9 février 1825.

Inconvénients. — **Odeur désagréable et incommode quand les appareils perdent , ce qui a lieu de temps à autre.**

Les établissements isolés n'auront aucune ouverture directe sur la voie publique ou sur les propriétés voisines. L'atelier de travail sera surmonté d'une hotte partant de la partie supérieure et s'élevant à 25 mètres au moins au-dessus du sol ; des ouvreaux pratiqués à la partie inférieure de l'atelier alimenteront le tirage de cette cheminée.

Les résidus solides seront exportés.

Les liquides ne pourront jamais être jetés sur la voie publique , mais ils seront amenés aux égoûts par un aqueduc souterrain (1).

Chlorures alcalins, *Eau de javelle.* (Fabrication des) quand les produits sont employés dans les établissements mêmes où ils sont préparés, ou quand l'on fabrique en petite quantité, c'est-à-dire dans une proportion de 300 k. au plus par jour.

2.e classe { 9 février 1825. 31 mai 1833.

Les indications sont les mêmes que celles énumérées à l'article précédent.

---

(1) Ces résidus de la fabrication peuvent être utilement appliqués à la purification du gaz d'éclairage qu'ils dépouillent des produits sulfurés.

Ces résidus préservent en outre de la putréfaction le sang qu'ils coagulent et conservent, de sorte que desséché on en obtient un engrais précieux.

Si les résidus liquides se rendaient à un cours d'eau utile pour les voisins, leur écoulement devrait se faire en aval de ces derniers établissements, à l'aide d'un tuyau de conduite débouchant au milieu et au fond de la rivière.

Chlorure de chaux. (Ateliers où l'on fabrique en petite quantité, c'est-à-dire dans une proportion de 300 kilogrammes au plus par jour du)

2.ᵉ classe. — 31 mai 1833.

Inconvénients. — Odeur désagréable et incommode quand les appareils perdent, ce qui a lieu de temps à autre.

Mettre les appareils en communication avec une haute cheminée.

Années.	Pages.
1843 — 1846	30
1847 — 1849	97

Choléra Morbus.

Tous les moyens hygiéniques sont applicables au choléra comme à toutes les épidémies. La dissémination des malades permet de les soigner mieux et avec moins de danger. Il faut surtout combattre la diarrhée, qui précède presque toujours le choléra, et ne pas négliger de consulter les médecins à ce premier symptôme, quand règne l'épidémie.

Chromate de potasse.

2.ᵉ classe. — 31 mai 1833.

Inconvénients. — Dégagement de gaz nitreux.

Le gaz qui se dégage de l'opération doit être conduit dans un vase contenant de l'eau où l'acide nitreux se dissout.

Tout l'appareil doit être placé sous le manteau d'une cheminée s'élevant à 25 mètres au moins au-dessus du sol.

Chromate de plomb. (Fabrique de)

Très-peu d'inconvénients.

Il suffit d'aérer convenablement les ateliers.

Chrysalides. (Dépôts de)

2.e classe. — 20 septembre 1828.

Inconvénients. — Odeur très-désagréable.

La pièce, tenue parfaitement sèche, sera munie, à la partie supérieure du plafond, d'une cheminée s'élevant au-dessus des toits.

Aucune ouverture ne doit communiquer avec la voie publique ou les habitations voisines.

Cimetières.

Des règlements particuliers régissent la matière.

Les anciens cimetières ne peuvent être, sans *autorisation spéciale*, utilisés à d'autres usages.

Le décret du 22 prairial an XII (12 juin 1804), interdit les inhumations dans les endroits où l'on se rassemble pour l'exercice du culte.

Il prescrit que les cimetières soient établis à une distance de 18 à 20 toises de l'enceinte des villes et bourgs; qu'ils soient clos de murs d'une toise au moins d'élévation, et que l'on choisisse de préférence les terrains situés au nord. On peut y faire des plantations, mais sans gêner la circulation de l'air.

Aucune habitation ne doit être à une distance de moins de 100 mètres des cimetières. La même distance doit être observée pour creuser les puits.

Les fosses doivent avoir de 1 mètre et demi à 2 mètres de profondeur, sur 8 décimètres de largeur, et distantes l'une de l'autre de 3 à 4 décimètres.

Des règlements administratifs ne permettent pas que les emplacements dans lesquels ont eu lieu des inhumations en tranchée, puissent être repris avant la cinquième année, à compter du jour de la dernière inhumation.

Les cimetières qui viennent d'être fermés ne doivent servir à aucun usage au moins pendant dix ans.

Ils pourront être ensuite affermés, mais pour n'être qu'ensemencés et plantés, sans qu'on puisse faire aucune fouille ni fondation pour construire, jusqu'à ce qu'il en soit autrement ordonné.

Années.	Pages.
1843 — 1844	38
1847 — 1849	103
1851	75 — 305
1853	146

Cire à cacheter. (Fabriques de)

2.ᵉ classe. — 14 janvier 1845.

Inconvénients. — Quelque danger du feu.

Éloigner les matières premières ou fabriquées, de tout foyer.

Placer en dehors des ateliers où s'opère la fonte des résines, l'ouverture des foyers et cendriers.

Ciriers.

3.ᵉ classe. — 14 janvier 1845.

Inconvénients. — Danger du feu.

Faire ouvrir les foyers et cendriers en dehors de la chambre de travail.

Séparer de tout foyer, les approvisionnements de matières inflammables.

Citernes à engrais (rangées avec les voiries).

1.re classe. — 9 février 1825.

Les citernes à engrais liquides, comme on les établit dans le Nord, annexes de toute exploitation un peu important·tante, n'ont pas plus d'inconvénients que des fosses d'ai·sance, dont on opèrerait souvent la vidange. Aussi, se·rait-il à désirer, dans l'intérêt de l'agriculture, que ces ré·servoirs fussent rangés dans une classe exigeant des for·malités moins onéreuses.

Il est important que la porte en soit solidement établie, en chêne et cadenassée avec soin hors le temps de ser·vice. Les contre-ouvertures, pratiquées ordinairement au nord, doivent être fermées par un grillage solidement scellé pour éviter les accidents.

La citerne doit être assez éloignée des chemins, pour que la circulation des voitures de chargement ou de déchar·gement ait lieu sur la propriété, sans embarrasser les routes (6 mètres environ). Une distance convenable doit aussi les écarter des habitations.

Années.	Pages.
1828 etc..............	12
1836 — 1837........	37
1838 — 1840........	8
1841 — 1842........	63
1843 — 1844.......	41
1845 — 1846........	30
1847 — 1849........	113
1850................	132
1851................	76
1853................	166
1854	79
1855................	34

Citernes à mélasse.

Voir *Sucreries.*

Année.	Page
1851...............	586

Cocons. (Voir *Filature.*)

2.ᵉ classe. — 27 mai 1838.

Inconvénients. — Odeur fétide produite par la décomposition des matières animales.

Coke. (Fabrication à vase clos) (Ou *Charbon de terre épuré*)

2.ᵉ classe. — 14 janvier 1815.

Inconvénients. — Fumée abondante lorsqu'on charge les cylindres.

L'épaisse fumée qui s'échappe des fours, lorsque l'opération ne se fait pas en cylindres, peut être brûlée par une lame d'air introduite à la base de la cheminée, au moment où la fumée contient assez de chaleur pour s'enflammer.

Près des lieux habités, les cheminées doivent avoir 20 mètres de hauteur au moins à partir du sol.

Années.	Pages.
1836 — 1837........	37
1838 — 1840.	9

Colle de parchemin et d'amidon. (Fabriques de)

3.ᵉ classe. — 14 janvier 1815.

Inconvénients. — Très-peu.

Un manteau en entonnoir doit recouvrir la chaudière et communiquer avec la cheminée. Aucun liquide ne doit être projeté sur la voie publique:

Colle-forte. (Fabriques de)

1.ʳᵉ classe. — 14 janvier 1815.

Inconvénients. — Mauvaise odeur.

Si l'usine n'est pas très éloignée des habitations, la fabrication n'aura lieu qu'à l'aide de déchets de tanneries

3*

(déchets de peaux de bœufs, veaux, moutons), préalablement desséchés et passés à la chaux (les dépôts de ces matières sont à peu près inodores); mais l'industriel ne peut, sous aucun prétexte, recevoir de matières animales vertes, ni d'os, même à l'état de siccité.

Un manteau sur la chaudière sera mis en communication avec la cheminée, dont la hauteur sera proportionnée à l'éloignement des habitations (15 mèt.); on fera macérer les cuirs dans des pleins, d'ordinaire en maçonnerie, parfaitement étanches et pouvant se vider entièrement; un pavement à la pierre, cimentée à la chaux hydraulique, sera établi dans l'atelier de travail. On fera écouler les eaux jusqu'aux égoûts ou rivières, à l'aide d'aqueduc muni de grille à son orifice dans l'usine, et jamais sur la voie publique.

On opèrera l'enlèvement quotidien des résidus solides qu'on ne brûlera en aucun cas.

Ces moyens paraissent faciles et suffisants pour prévenir toute gêne pour les voisins.

Si l'industriel veut recevoir des os ou des matières animales vertes, l'isolement devra être plus complet; car les rats peuvent être attirés par le dépôt des matières, et leur odeur est toujours désagréable. Les cuirs et autres peuvent être plongés dans un bain de chaux dès leur entrée; les os peuvent être placés dans des magasins aérés par des cheminées d'appel, comme les dépôts d'os.

(Voyez *ce mot*).

Années.	Pages.
1828 etc.	6
1836 — 1837.......	37
1838 — 1840.......	19
1841 — 1842.......	65
1843 — 1844.......	53
1845 — 1846.......	31
1847 — 1849......	114
1851.............	80
1853........... .	116
1854.............	81

Colle de peau de lapin. (Fabrique de)

2.e classe. — 9 février 1825.

Inconvénients. — Un peu de mauvaise odeur ; — eaux de lavage.

Surmonter la chaudière d'un entonnoir conduisant les buées dans la cheminée ; ne faire usage d'aucune des peaux dont on extrait la colle-forte. Ne pas brûler les résidus solides et ne faire couler sur la voie publique, aucun liquide provenant du travail de la fabrication.

Années.	Pages.
1843 — 1844	54
1850	113
1855	38

Combustion des plantes marines, lorsqu'elle se pratique dans des établissements permanents.

1re classe. — 27 mai 1838.

Inconvénients. — Exhalaisons désagréables , nuisibles à la végétation et portées à de grandes distances.

Il y a peut-être quelque exagération dans cette énumération des inconvénients en ce qui a trait à la végétation. Cependant l'intensité de la chaleur peut être dommageable aux récoltes. Aussi la mise des feux ne doit-elle être autorisée qu'après l'enlèvement des produits de la culture, si la combustion ne se fait pas dans un lieu clos de murailles élevées de 3 mètres au moins au-dessus des tas de plantes comburées ; et dans ce cas, des toiles ou paillassons doivent s'opposer à l'action des vents du côté de la végétation ; aux termes de la classification , l'établissement doit être porté loin des habitations.

Conseils et Commissions de salubrité.

L'institution des Conseils de salubrité est de date toute récente ; elle n'est généralisée que depuis 1848.

Dès l'année 1802, le préfet de police de Paris avait appelé près de lui les lumières d'un Conseil de salubrité qui, après plusieurs modifications d'attributions et de dénominations, est aujourd'hui le *Comité consultatif d'hygiène publique*.

Un Conseil de salubrité institué à Lille en 1828, avait été bientôt secondé par les Conseils installés dans les divers arrondissements.

D'après un rapport à M. le Président du Conseil des Ministres, Chef du Pouvoir Exécutif, sur l'organisation des Conseils d'hygiène publique, parut le décret du 18 décembre 1848, portant création des Conseils d'hygiène publique et de salubrité que nous citerons textuellement :

« Le Président du Conseil des Ministres, chargé du
» Pouvoir exécutif, sur le rapport du Ministre de l'Agri-
» culture et du Commerce; le Conseil d'Etat entendu,
» arrête :

TITRE Ier — DES INSTITUTIONS D'HYGIÈNE PUBLIQUE ET DE LEUR ORGANISATION.

» Article 1er Dans chaque arrondissement il y aura un
» Conseil d'hygiène publique et de salubrité.

» Le nombre des membres de ce Conseil sera de sept au
» moins et de quinze au plus.

» Un tableau, dressé par le Ministre de l'Agriculture
» et du Commerce, règlera le nombre des membres et le
» mode de composition de chaque Conseil.

» Art 2. Les membres du Conseil d'hygiène d'arron-
» dissement seront nommés pour quatre ans par le Préfet
» et renouvelés par moitié tous les deux ans.

» Art. 3. Des commissions d'hygiène publique pourront
» être instituées dans les chefs-lieux de canton par un

» arrêté spécial du Préfet, après avoir consulté le Conseil
» d'arrondissement.

» Art. 4. Il y aura au chef-lieu de la Préfecture un
» Conseil d'hygiène publique et de salubrité de dépar-
» tement.

» Les membres de ce Conseil seront nommés pour
» quatre ans par le Préfet et renouvelés par moitié tous
» les deux ans.

» Un tableau, dressé par le Ministre de l'Agriculture et
» du Commerce, règlera le nombre des membres et le
» mode de composition de chaque Conseil.

» Ce nombre sera de sept au moins et de quinze au
» plus.

» Il réunira les attributions des Conseils d'hygiène
» d'arrondissement aux attributions particulières qui
» sont énumérées à l'art. 12.

» Art. 5. Les Conseils d'hygiène seront présidés par
» le Préfet ou le Sous Préfet et les commissions de canton
» par le Maire du chef-lieu.

» Chaque Conseil élira un vice-président et un secré-
» taire, qui seront renouvelés tous les deux ans.

» Art. 6. Les Conseils d'hygiène et les Commissions se
» réuniront au moins une fois tous les trois mois, et
» chaque fois qu'ils seront convoqués par l'autorité.

» Art. 7. Les membres des Commissions d'hygiène de
» canton pourront être appelés aux séances du Conseil
» d'hygiène d'arrondissement ; ils ont voix consultative.

» Art. 8. Tout membre des Conseils ou des Commis-
» sions de cantons qui, sans motifs d'excuses approuvés
» par le Préfet, aura manqué de se rendre à trois convo-
» cations consécutives, sera considéré comme démission-
» naire.

TITRE II.—ATTRIBUTIONS DES CONSEILS ET DES COMMISSIONS
D'HYGIÈNE PUBLIQUE.

» Art. 9. Les Conseils d'hygiène d'arrondissement sont
» chargés de l'examen des questions relatives à l'hygiène

» publique de l'arrondissement qui leur seront renvoyées
» par le Préfet ou le Sous-Préfet. Ils peuvent être spécia-
» lement consultés sur les objets suivants :

   » 1° L'assainissement des localités et des habitations ;
   » 2° Les mesures à prendre pour prévenir et combattre
» les maladies endémiques , épidémiques et transmis-
» sibles ;
   » 3° Les épizooties et les maladies des animaux ;
   » 4° La propagation de la vaccine ;
   » 5° L'organisation et la distribution des secours mé-
» dicaux aux malades indigents ;
   » 6° Les moyens d'améliorer les conditions sanitaires
» des populations industrielles et agricoles ;
   » 7° La salubrité des ateliers, écoles, hôpitaux, mai-
» sons d'aliénés, établissements de bienfaisance, casernes,
» arsenaux , prisons , dépôts de mendicité , asiles , etc.;
   » 8° Les questions relatives aux enfants trouvés ;
   » 9° La qualité des aliments , boissons , condiments
» et médicaments livrés au commerce ;
   » 10° L'amélioration des établissements d'eaux miné-
» rales appartenant à l'Etat , aux départements , aux
» communes et aux particuliers, et les moyens d'en rendre
» l'usage accessible aux malades pauvres ;
   » 11° Les demandes en autorisation , translation ou
» révocation des établissements dangereux, insalubres ou
» incommodes ;
   » 12° Les grands travaux d'utilité publique, construc-
» tions d'édifices, écoles , prisons , casernes , ports ,
» canaux , réservoirs , fontaines , halles , établissements
» des marchés, routoirs , égoûts , cimetières , la voirie ,
» etc., sous le rapport de l'hygiène publique.

   » Art. 10. Les Conseils d'hygiène publique d'arron-
» dissement réuniront et coordonneront les documents
» relatifs à la mortalité et à ses causes , à la topographie
» et à la statistique de l'arrondissement, en ce qui touche
» la salubrité publique.

» Ils adresseront régulièrement ces pièces au Préfet,
» qui en transmettra une copie au Ministre du Commerce.

» Art. 11. Les travaux des Conseils d'arrondissement
» seront envoyés au Préfet.

» Art. 12. Le Conseil d'hygiène publique et de salu-
» brité du département aura pour mission de donner son
» avis :

» 1° Sur toutes les questions d'hygiène publique qui
» lui seront renvoyées par le Préfet ;

» 2° Sur les questions communes à plusieurs arron-
» dissements ou relatives au département tout entier.

» Il sera chargé de centraliser et coordonner, sur le
» renvoi du Préfet, les travaux des Conseils d'arrondis-
» sement.

» Il fera chaque année au Préfet un rapport général
» sur les travaux des Conseils d'arrondissement.

» Ce rapport sera immédiatement transmis par le Préfet,
» avec les pièces à l'appui, au Ministre du Commerce.

» Art. 13. La ville de Paris sera l'objet de dispositions
» spéciales.

» Art. 14. Le Ministre de l'Agriculture et du Commerce
» est chargé de l'exécution du présent arrêté.

E. CAVAIGNAC.

Le Ministre de l'Agriculture
et du Commerce,

TOURRET.

Puis vient un arrêté daté du 15 février 1849, qui détermine la composition des Conseils d'hygiène publique et
de salubrité. Il est ainsi conçu :

» Le Ministre de l'Agriculture et du Commerce,

» Vu les art. 1er et 4 de l'arrêté du Chef du Pouvoir
» exécutif en date du 18 décembre 1848, sur l'organi-
» sation des Conseils d'hygiène publique et de salubrité,
» arrête :

» Article 1er Le nombre des membres des Conseils
» d'hygiène et de salubrité, tant de départements que
» d'arrondissements, sera fixé conformément au tableau
» annexé au présent arrêté.

» Art. 2. Le nombre des médecins, pharmaciens ou
» chimistes et vétérinaires est fixé, pour chaque Conseil,
» dans la proportion suivante :

NOMBRE des MEMBRES.	MÉDECINS. Docteurs en médecine, chirurgiens et officiers de santé.	PHARMACIENS ou CHIMISTES.	VÉTÉRINAIRES.
10	4	2	1
12	5	3	1
15	6	4	2

» Les autres membres seront pris, soit parmi les no-
» tables agriculteurs, commerçants ou industriels, soit
» parmi les hommes qui, à raison de leurs fonctions ou
» de leurs travaux habituels, sont appelés à s'occuper
» des questions d'hygiène.

» Art. 3. L'ingénieur des mines, l'ingénieur des ponts-
» et-chaussées, l'officier du génie chargé du casernement
» ou, à son défaut, l'intendant ou le sous-intendant mi-
» litaire, l'architecte du département, les chefs de division
» ou de bureau de la Préfecture dans les attributions
» desquels se trouveront la salubrité, la voirie et les
» hôpitaux, pourront, dans le cas où ils ne feraient pas
» partie du Conseil d'hygiène publique et de salubrité de
» leur résidence, être appelés à assister aux délibérations
» de ce Conseil avec voix consultative.

» Art. 4. Dans les cantons où il n'aura pas été établi
» de commission d'hygiène publique, des correspondants

» pourront être nommés par le Préfet, sur la proposition
» du Conseil d'arrondissement.

'» Art. 5. Les Préfets des départements sont chargés ,
» chacun en ce qui le concerne, de l'exécution du présent
» arrêté.

» *Signé* , L. BUFFET. »

Le tableau portant fixation du nombre des membres des
Conseils d'hygiène publique et de salubrité porte, pour le
département du Nord :

Arrondissement d'Avesnes. . . . . . .   1 2   membres.
     —   de Cambrai. . . . . .   1 2   —
     —   de Douai. . . . .   1 2   —
     —   de Dunkerque. . . .   1 2   —
     —   d'Hazebrouck. . . .   1 2   —
     —   de Lille. . . . .   1 5   —
     —   de Valenciennes. .   1 2   —

On peut consulter sur ces matières :

1° La circulaire ministérielle du 3 avril 1849, accom-
pagnant les décret et arrêté relatifs à l'organisation des
Conseils d'hygiène publique et de salubrité ;

2° La circulaire ministérielle du 3 mai 1851 , accom-
pagnant l'envoi d'instructions sur les attributions et les
travaux des Conseils d'hygiène et de salubrité ;

3° La circulaire ministérielle du 14 avril 1851 , concernant le mode de renouvellement des membres de ces
Conseils ;

4° Les instructions émanant du Conseil consultatif d'hygiène publique , sur les attributions de ces
Conseils.

Cordes à instruments. (Fabriques de)

1.re classe. — 14 janvier 1815.

Inconvénients. — Sans odeur, si les eaux de lavage ont un écoulement convenable, ce qui n'a pas lieu ordinairement.

L'écoulement des eaux de macération ne doit jamais se faire sur la voie publique, mais à travers un aqueduc souterrain conduisant à l'égoût ; ou reçues dans un réservoir étanche, elles doivent être exportées en vases clos au moins deux fois par semaine.

(Voir pour les préparations préalables, *Boyauderie.*)

Corne. (Travail de la) pour la réduire en feuilles.

3.e classe — 14 janvier 1815.

Inconvénients. — Un peu de mauvaise odeur.

Le ramollissement et la fonte de la corne doivent s'effectuer sous le manteau d'une cheminée communiquant avec celle-ci, dont la hauteur dépassera de 2 mètres au moins le faîte des toits voisins.

Corroyeurs.

2.e classe. — 14 janvier 1815.

Inconvénients. — Mauvaise odeur.

L'atelier où l'on passe les cuirs au dégras, doit être mis en communication par un large manteau à la partie supérieure, avec la cheminée dont l'élévation sera proportionnée à la distance des habitations. Celle-ci aura au moins 25 mètres, si l'industriel veut faire usage de déchets de peaux comme combustible.

Des ouvertures, pour faciliter la direction des odeurs dans la cheminée d'appel, seront pratiquées dans le bas de l'atelier, dont les portes et fenêtres resteront fermées pendant le travail.

Aucune peau ne doit être exposée pour sécher sur la voie publique

Tout dépôt de dégras ou de tonneaux vides, y est également interdit.

L'écoulement des eaux, aussi interdit sur la voie publique, ne doit se faire que par aqueduc muni d'une grille et les conduisant jusqu'à l'égoût.

Années.	Pages
1828 etc............	9
1836 — 1837.......	38
1839 — 1840......	22
1841 — 1842......	68
1843 — 1844.......	54
1845 — 1846.......	31
1847 — 1849.......	117
1850.............	162
1851............	96 — 408
1852..	101
1853....	178
1854.............	100
1855..............	38

Couverturiers.

2.e classe. — 14 janvier 1815.

Inconvénients. — Danger causé par le duvet de laine en suspension dans l'air ; — odeur d'huile rance et de vapeurs sulfureuses quand les soufroirs sont mal construits.

Les ateliers doivent être surmontés d'une large cheminée d'appel, s'ouvrant à la partie supérieure de la pièce et s'élevant à 3 mètres au-dessus des toits, dans un rayon de 50 mètres. Le tirage de cette cheminée, alimenté par des ouvreaux, situés à la partie inférieure des murs, enlèvera dans l'atmosphère le duvet de laine, et les émanations huileuses ou sulfureuses. Les gaz du soufroir peuvent aussi être dirigés utilement à travers une couche épaisse de fragments de chaux humide.

Crémage du fil. (Voyez *Chlorure de chaux*) *(Ateliers où l'on fabrique moins de 300 kilogrammes)*

2.e classe. — 31 mai 1833.

Le crémage du fil se pratique habituellement dans des lieux isolés et alors il n'offre d'incommodité que pour les ouvriers de l'atelier, par suite du dégagement considérable de gaz hypochloreux. Une ventilation complète à l'aide d'ouvertures pratiquées sur diverses faces de l'atelier et surtout dans les toits, rendra le travail supportable ; mais, s'il y a des voisins, un tirage par une haute cheminée, s'ouvrant largement dans l'atelier, devient nécessaire.

L'écoulement des eaux de lessivage, bains acidulés de ces blanchisseries, peut être un inconvénient. Il doit se faire à l'aide d'aqueduc jusqu'aux égoûts ou rivières, et en aucun cas, les résidus solides de chlorure de chaux ne doivent être entraînés par les eaux. Ils doivent être soigneusement séparés et enlevés hors de l'usine. Lorsqu'à leur sortie, les liquides s'écouleront dans une rivière utile aux voisins, il y aura lieu de prescrire qu'ils soient amenés au milieu et au fond de cette rivière, et même en aval de ces dernières usines.

Année.   Page
1845 — 1846...... 32

Cretonniers.

1.re classe. — 14 janvier 1845.

Inconvénients. — **Mauvaise odeur et danger du feu.**

L'isolement de ces usines est une première indication. Les autres sont :

Le pavage en pierres dures de l'atelier et des cours de service ;

L'ouverture des foyers et cendriers complètement séparés par un mur des chaudières de fusion et des magasins. L'atelier rendu incombustible par application de tôle ou de mortier sur toutes les parties de la charpente et surmonté d'une large cheminée s'ouvrant inférieurement à la partie supérieure de l'atelier et s'élevant à 25 mètres au-dessus du sol.

L'interdiction de conserver dans l'usine aucune matière en putréfaction.

Cristaux. (Fabriques de) (Voir *Verre.*)

1.re classe. — 14 janvier 1815.

Inconvénients. — Danger du feu et fumée.

Cristaux de soude, *sous-carbonate de soude cristallisé.* (Fabrication de)

3.e classe. — 14 janvier 1815.

Très-peu d'inconvénients.

Le dégagement des buées dans l'atmosphère doit être facilité par l'établissement de cheminées surmontant une large hotte qui recouvre les chaudières où se concentrent les lessives.

Les étuves doivent également être mises en communication avec les chaudières.

Cuirs artificiels.

Cette industrie n'est pas classée.

Inconvénients. — Emanations désagréables par l'étendage et la dessiccation des toiles enduites de caoutchouc dissous dans l'huile essentielle du goudron, ce qui ramènerait l'industrie dans la catégorie de la fabrication des vernis et des toiles vernies.

Année.	Page.
1843 — 1844.......	55

Cuirs vernis (Fabriques de)

1.re classe. — 14 janvier 1815.

Inconvénients. — Mauvaise odeur et danger du feu.

Isolement de l'usine. — La chaudière destinée à fondre les matières, doit être munie d'un couvercle métallique à charnière, destiné à la fermer solidement, dans le cas où son contenu viendrait à s'enflammer. — Placer l'ouverture du foyer en dehors du local de la chaudière.

Il faut isoler le séchoir des autres bâtiments et le surmonter d'une haute cheminée d'appel d'un mètre au moins de section, proportionnée au rapprochement des habitations, des ouvertures étant pratiquées dans le bas du séchoir.

Année.	Page.
1850..	163

Cuirs verts et peaux fraîches. (Dépôts de)

2.e classe { 14 janvier 1815. / 27 janvier 1837. }

Inconvénients. — Odeur désagréable et insalubre.

Placer ces dépôts en lieu sec et facile à ventiler : dans les greniers par exemple.

En opérer l'enlèvement fréquemment, deux fois la semaine autant que possible. — Ne jamais les laisser séjourner sur la voie publique.

Années.	Pages.
1838 — 1840......	22
1850..............	163
1854....	101

Cuisson des têtes d'animaux dans des chaudières établies sur un fourneau de construction, quand elle n'est pas accompagnée de fonderie de suif.

3.e classe. — 31 mai 1833

Inconvénients. — Fumée et legère odeur.

Diriger les buées dans une cheminée, à l'aide d'une hotte renversée au-dessus de la chaudière de cuisson ; tenir, pendant le travail, l'atelier fermé du côté de la voie publique et des voisins. — Ne laisser écouler les eaux de lavage ou de cuisson que par un aqueduc conduisant directement à l'égoût. — Ne brûler aucun débris animal.

Cuivre. (Dérochage du) par l'acide nitrique.

2.e classe. — 20 septembre 1828

Inconvénients. — Odeur nuisible et désagréable.

Les gaz qui se dégagent de l'opération, doivent être condensés par la chaux ou dissous dans un lavoir.

Les eaux cuivrées ne doivent jamais être jetées sur la voie publique; il est de l'intérêt des industriels d'en retirer tout le cuivre, comme ils peuvent aussi tirer parti des calcaires qui ont servi à condenser les gaz nitreux.

Débris d'animaux. (Dépôts de) (Voir *Chairs, Ecarrissage, Os*) (Dépôts de)

1.re classe. — 9 février 1825.

Inconvénients. — Odeur très-désagréable.

Décès.

Il serait à désirer que partout la réalité du décès et ses causes pussent être constatées par un médecin officiellement chargé de cette mission.

Une habitude des plus irrationnelles consiste à hâter le refroidissement des personnes que l'on croit mortes en les exposant à des courants d'air frais, en les retirant bien vite de leur lit, etc.; ce sont des pratiques condamnables, non moins que celles qui consistent à les ensevelir et à les mettre en bière immédiatement, la mort dans certains cas, rares il est vrai, pouvant n'être qu'apparente.

Déchets de fil. (Battage et lavage des)

3.e classe. — 12 avril 1833.

(Décision ministérielle assimilant au battage et lavage de la laine.)

Ce lavage opéré dans un cours d'eau peut troubler au

loin la jouissance des riverains, envaser la rivière et former des dépôts susceptibles de putréfaction.

Il convient donc d'opérer dans des bassins spéciaux, qui ne peuvent être vidés dans les cours d'eau qu'après dépôt des sédiments, lesquels seront enlevés pour engrais.

Le battage ne doit s'opérer que dans des locaux fermés sur la voie publique et munis de cheminées d'appel.

Voir *Battage et lavage des laines.*

Années	Pages.
1843 — 1844.......	94
1845 — 1845.......	83
1852...............	158
1853...............	239
1854...............	209

Dégraisseurs. (Voir *Teinturiers dégraisseurs.*)

3.ᵉ classe. — 14 janvier 1815.

Inconvénients. — Très-peu ; — Buées ; — écoulement des eaux.

Moyens ordinaires ; entonnoir sur la chaudière en communication avec la cheminée ; aqueduc jusqu'à l'égoût.

Dégras ou huile épaisse à l'usage des corroyeurs et tanneurs. (Fabriques de)

1.ʳᵉ classe. — 9 février 1825.

Inconvénients. — Odeur très-désagréable et danger d'incendie.

Malgré l'isolement de l'usine, qui est indispensable, la fonte des corps gras dans les huiles doit s'opérer sous de larges manteaux de cheminée dont l'élévation sera portée à 5 mètres au-dessus des toits, s'il en existe dans un rayon de 50 mètres, et en tout cas à 15 mètres au moins au-dessus du sol. Aucune ouverture ne doit être tolérée sur la voie publique pendant le travail.

La charpente de l'atelier doit être rendue incombustible et le sol pavé en pierres dures.

Les ouvertures des foyers et cendriers doivent être situées en dehors de l'atelier et des locaux servant de magasin aux matières inflammables ; aucune tonne, aucune matière servant à la fabrication ne doit être déposée sur la voie publique.

La fonte des suifs en branche et la fabrication des huiles de poisson et de foie de morue, ne peuvent être tolérées sans une autorisation spéciale.

Années	Pages.
1847 — 1849	146
1850	200
1851	154

Dérochage. Voyez *Cuivre. (Dérochage du)*

2.e classe. — 20 septembre 1828.

Inconvénients. — Odeur très-désagréable.

Désargentage du cuivre par le mélange de l'acide sulfurique et de l'acide nitrique. (Les ateliers de)

2.e classe. — 27 mai 1838.

Inconvénients. — Dégagement de gaz nuisibles.

Toutes les opérations doivent se pratiquer sous un large manteau de cheminée s'élevant à 5 mètres au-dessus des toits voisins.— Les gaz doivent être, comme pour le dérochage, condensés par la chaux.

Distilleries d'eau-de-vie de grains.

2.e classe — 14 janvier 1815.

Mêmes précautions à prendre que pour les distilleries dites de genièvre.

Nota. — Cette industrie a été proscrite provisoirement par un décret impérial en date du 26 octobre 1854, à cause de l'élévation excessive du prix des céréales ; puis la distillation des grains avariés a été autorisée.

Distilleries de genièvre sans addition de mélasse.

Ce n'est autre chose que la distillation de grains additionnée de baies de genièvre, quand on n'aromatise pas simplement l'eau-de-vie avec l'essence de genièvre.

Inconvénients. — **Danger d'incendie** — **Odeur** — **Eaux.**

Toute l'usine doit être pavée en pierres dures rejointoyées à la chaux hydraulique, avec pente vers un réservoir où arriveront tous les résidus liquides.

Les ouvertures des fourneaux et cendriers doivent être placées dans un local séparé par un mur de l'atelier de distillerie et des citernes. La cheminée toute en maçonnerie, de 15, 20 ou 25 mètres, suivant les cas, aura au moins 5 mètres de plus que le faîte des toits voisins. Les ateliers de distillation, les magasins d'alcool, construits en maçonnerie, seront entièrement isolés ; les portes et autres pièces de bois seront rendues incombustibles par l'application de tôle ou de mortier. Les lampes de sûreté seront seules employées à leur éclairage, à moins qu'il ne suffise de placer la lumière derrière un châssis à verre dormant. Un tuyau de vapeur doit déboucher dans les ateliers et magasins, pour éteindre les commencements d'incendie. L'enlèvement des drèches s'opèrera avec les précautions nécessaires pour prévenir l'écoulement des parties liquides et leur pénétration dans le sol.

Les eaux de lavage et celles de condensation ne doivent pas s'écouler sur la voie publique, mais être conduites à l'égoût par un aqueduc.

Distilleries de mélasse.

Cette opération donne lieu aux mêmes inconvénients que les précédentes ; il peut y être paré de la même manière ; toutefois, les résidus liquides sont plus susceptibles de putréfaction et il faut plus de sévérité sur les moyens et les lieux d'écoulement.

Il est bien entendu que l'évaporation des vinasses et tout ce qui se rapporte à la fabrication de la potasse doit être banni de ces usines si elles ne sont point pourvues de l'autorisation nécessaire.

Les citernes à mélasse doivent être pourvues de moyen d'aération.

Distilleries de jus de betteraves.

La distillation du jus de betteraves semblait, au premier abord, ne devoir point entraîner plus d'inconvénients que les distilleries précédentes et les mêmes précautions durent être indiquées relativement :

Au pavage imperméable de toute l'usine ;

A l'isolement des citernes à alcool et des magasins ;

A la séparation de l'ouverture des foyers et cendriers d'avec l'atelier de distillation ;

A l'éclairage artificiel à l'aide de châssis dormants ou de lampes de sûreté ;

A l'élévation des cheminées ;

A l'écoulement des eaux. (Voyez à ce sujet *Sucreries.*)

Mais bientôt il fut démontré que les quantités immenses de liquides qui s'échappent de ces usines avec une pureté apparente, portaient au loin les éléments d'une fermentation putride et empoisonnaient les fossés, les cours d'eau, où le poisson mourait, où les animaux ne pouvaient plus s'abreuver, s'infiltraient dans le sol et corrompaient l'eau des puits.

C'est alors qu'intervint un arrêté préfectoral interdisant dans le département du Nord la projection des résidus de distilleries dans les cours d'eau.

Cet arrêté est ainsi conçu :

« Art. 1er Il est formellement interdit aux propriétaires
» des distilleries, soit de jus de betteraves, soit de toute
» autre matière, existant dans le département et déjà
» autorisées, de faire écouler leurs eaux et leurs résidus

» dans les fossés , ruisseaux et cours d'eau publics ou
» privés , navigables ou non navigables.

» Art. 2. L'écoulement des eaux de vinasse au moyen
» de puits absorbants ne pourra avoir lieu qu'en vertu de
» notre autorisation.

» Art. 3. Les dispositions relatives à l'écoulement des
» eaux de vinasse et autres , insérées dans les arrêtés
» d'autorisation des établissements , sont abrogées.

» Art. 4. Les contraventions au présent arrêté seront
» constatées par les maires , adjoints et commissaires de
» police , par la gendarmerie , par les agents des ponts-
» et-chaussées , les agents-voyers et les gardes champê-
» tres , et poursuivies conformément à la loi, sans préju-
» dice des mesures administratives auxquelles les infrac-
» tions commises pourront donner lieu.

» Art. 5. MM. les sous-préfets et maires , MM. les
» ingénieurs en chef des ponts-et-chaussées , M. le com-
» mandant de la gendarmerie et M. l'agent-voyer chef du
» département sont chargés, chacun en ce qui le concerne,
» de l'exécution du présent arrêté , qui sera inséré dans
» le recueil des actes administratifs.

» Fait à Lille , le 5 juillet 1855.

Le Préfet du Nord ,
DESSON.

Depuis, M. le Préfet du Nord, déférant aux propositions
du Conseil central de salubrité, toléra l'écoulement de ces
eaux dans les rivières et canaux , à la condition expresse
qu'il ne serait fait usage que d'acide hydrochlorique pour
déterminer la transformation alcoolique des jus de betteraves. Dès lors les conditions d'autorisation ont été for-
mulées comme suit :

« Art. 1er Substituer, pour la fermentation du jus de
» betteraves, l'acide hydrochlorique à l'acide sulfurique ;

» Art. 2. Après la fermentation et avant la distillation,
» neutraliser les vins en les filtrant de bas en haut, au

» moyen d'une cuve remplie de carbonate de chaux. Cette
» cuve, de deux mètres de diamètre au minimum sur au
» moins deux mètres de hauteur, sera remplie de carbonate
» concassé en fragments de la grosseur d'une noix , et
» maintenue constamment en cet état par l'addition de
» carbonate calcaire au fur et à mesure de la dissolution
» de cette matière. Le vin , introduit par le fond, sortira
» par une série de trop pleins supérieurs établis au même
» niveau tout à l'entour de la cuve.

» Art. 3. Après la distillation , amener les vinasses
» bouillantes immédiatement dans une série de bassins
» d'épuration géminés , séparés les uns des autres par
» des déversoirs de superficie. Les murs et les fonds de
» ces bassins seront en bonne maçonnerie. Le premier
» bassin servira principalement à combiner la vinasse
» bouillante avec de la chaux vive en poudre qui devra
» y être jetée d'intervalle à intervalle , à raison de deux
» kilogrammes par hectolitre de vinasse. Ce bassin aura
» dix mètres de longueur sur trois mètres de largeur au
» moins et un mètre trente centimètres de profondeur.
» La matière qu'il renfermera sera maintenue en un état
» continuel d'agitation , soit par un moyen mécanique ,
» soit par l'effort d'un homme armé d'un ringard. Le
» bassin N.° 2 présentera une superficie de cent mètres
» carrés et une profondeur de un mètre dix centimètres.
» Il servira au dépôt des matières solides , ainsi que le
» bassin N.° 3, de même superficie et de quatre-vingt-
» dix centimètres de profondeur.

» Art. 4. Chacune des deux séries de bassins ci-dessus
» prescrites servira à recevoir alternativement les vinasses
» de la distillerie, tandis que l'autre , mise en chômage ,
» sera curée à vif fond. Ce nettoiement sera opéré au
» moins tous les cinq jours ou plus souvent si l'activité
» de la fabrication l'exige. En aucun cas la couche des
» dépôts ne pourra excéder quatre-vingts centimètres
» dans le bassin N.° 3 et un mètre dans les deux autres
» bassins. Le produit du curage ne pourra séjourner dans

» l'intérieur de la fabrique ; il sera immédiatement trans-
» porté sur les terres comme engrais.

» Art. 5. Les eaux provenant du lavage des bette-
» raves, des sacs, etc., pénétreront directement dans le
» bassin N.° 2. Celles de réfrigération, de condensation,
» etc., s'écouleront dans le canal de fuite à l'aval du
» dernier bassin.

» Art. 6. Les déversoirs de superficie établis à l'aval
» de chaque bassin seront surmontés d'une pierre de taille
» dont la crête supérieure sera parfaitement horizontale.
» Une planche en chêne de vingt-quatre centimètres de
» largeur, plongeant de douze centimètres dans l'eau, sera
» placée de champ , à cinquante centimètres en avant de
» chaque déversoir, sur toute sa longueur et sans inter-
» ruption, afin d'arrêter tous les corps solides plus légers
» que l'eau.

» Art. 7. L'établissement sera pavé en pierres dures
» rejointoyées à la chaux hydraulique.

» Art. 8. Le magasin à alcool sera voûté et séparé
» des autres parties de l'usine par des murs pleins en
» briques.

» Art. 9. L'atelier de distillation , séparé par un mur
» de la chambre à recevoir l'alcool, sera , ainsi que les
» autres parties de l'usine, pavé en pierres dures, cimenté
» à la chaux hydraulique. Toutes les pièces de bois seront
» recouvertes d'une épaisse couche de mortier. Des tuyaux
» d'appel seront placés à la partie supérieure , afin de
» faciliter la circulation de l'air chargé de vapeurs alcoo-
» liques.

» Art. 10. L'éclairage de l'atelier de distillation et de
» la chambre à recevoir l'alcool aura lieu au moyen de
» lampes placées dehors et séparées de l'intérieur par des
» châssis dormants. On ne pourra pénétrer le soir dans
» ces locaux, ainsi que dans les magasins à alcool, qu'avec
» des lampes de sûreté.

» Art. 11. Un jet de vapeur , partant des générateurs

» et présentant un robinet placé à l'extérieur, sera intro-
» duit dans l'atelier de distillation pour, le cas échéant,
» éteindre le feu par l'expansion de la vapeur.

» Art. 12. Le permissionnaire ne pourra fabriquer de
» la potasse ni distiller d'autres matières que le jus de
» betteraves sans y avoir été préalablement autorisé.

» Art. 13. L'administration se réserve, en outre, le
» droit de prescrire, en tout temps, les autres mesures de
» précautions et dispositions qu'elle jugerait utiles, dans
» l'intérêt de la sûreté et de la salubrité publiques, et de
» révoquer la présente permission en cas d'inexécution de
» l'une des conditions qui précèdent, lesquelles sont toutes
» de rigueur.

» Art. 14. Le permissionnaire sera tenu de faire con-
» naître à M. le Préfet l'époque probable de l'achèvement
» des travaux ci-dessus; il ne pourra mettre sa fabrication
» en activité avant qu'il n'ait été constaté, par procès-
» verbal, que toutes les conditions imposées dans l'arrêté
» d'autorisation sont intégralement remplies.

» Art. 15. Le permissionnaire s'engage d'ailleurs for-
» mellement à supporter les frais de visite des lieux de la
» part d'agents à ce commis par l'administration, chaque
» fois que M. le Préfet le jugera convenable.

Des tentatives nombreuses tendant à utiliser comme
engrais les vinasses des distilleries, permettent d'espérer
que l'agriculture va s'enrichir d'un nouvel élément de
prospérité en même temps que l'industrie se débarrassera
de l'un de ses résidus les plus incommodes et les plus
nuisibles.

Années.	Pages
1845 — 1846.......	33
1853...............	187
1854...............	109
1855...............	47

Doreurs sur métaux.

3.e classe. — 14 janvier 1815.

Inconvénients. — On a à craindre les maladies des doreurs, le tremblement, etc.; mais ce n'est que pour les ouvriers.

La galvanoplastie a rendu à cette industrie un service immense qui lui enlèvera tout danger.

Le travail opéré sous un manteau de cheminée, dans un atelier bien ventilé, est le meilleur moyen de diminuer les dangers de l'ancienne industrie en y joignant les moyens de propreté personnelle.

Eau seconde. (Fabrication de l') des peintres en bâtiments, *Alcali caustique en dissolution.*

3.e classe. — 14 janvier 1851.

Cette préparation, simple mélange, se fait au fur et à mesure des besoins et en très-petite quantité.

Eau forte. (Fabrication de l') (Voir *Acïde nitrique.)*

1.re et 2.e classe { 14 janvier 1815. 9 février 1825.

Les appareils où l'on recueille l'acide doivent être mis en communication avec une cheminée d'une grande hauteur et les gaz nitreux être condensés dans un canal horizontal rempli de craie humide.

Eau-de-vie. (Distilleries d')

2.e classe. — 14 janvier 1815.

Inconvénients. — Danger du feu.

(Voir *Distilleries de grain et de genièvre.*)

Eau de javelle. (Voir *Chlorures alcalins.*)

1.re et 2.e classe ⎰ 9 février 1825.
⎱ 31 mai 1833.

Inconvénients. — Odeur désagréable et incommode quand les appareils perdent, ce qui a lieu de temps à autre.

Eaux insalubres.

Dans la plupart des communes qui prennent un accroissement rapide, on voit s'élever de toute part des constructions inattendues en quelque sorte et en vue desquelles aucune précaution relative à l'écoulement des eaux ménagères ou pluviales n'avait été prise. Il résulte bientôt de cette imprévision que, non loin des habitations, dans les parties les plus déclives du sol, se forment des cloaques nuisibles à la salubrité.

Lorsque le développement de l'industrie vient ajouter à ces causes générales des résidus liquides plus ou moins abondants, plus ou moins chargés de matières organiques ou autres et susceptibles de favoriser, soit les décompositions putrides, soit l'envasement des lieux de dépôt, il peut résulter des complications extrêmement graves et qu'il est important de faire cesser. Tantôt la stagnation complète, par défaut d'écoulement et de perméabilité du sol, établit ces mares infectes non moins dangereuses pour la sécurité que pour la santé des populations ; tantôt les infiltrations à travers un sol absorbant vont gâter au loin l'eau des puits indispensable à la consommation ; d'autres fois encore les pentes des terrains entraînent les eaux dont nous parlons dans des cours d'eau peu abondants dont ils corrompent tout le parcours et qu'ils rendent impropres aux usages domestiques ou industriels et à l'abreuvement des bestiaux après en avoir détruit en très-grande partie le poisson.

Il est évident que tous les inconvénients qui peuvent résulter de ces complications appellent également et à un très-haut degré la sollicitude des administrations d'une part et de l'autre l'attention des industriels, qu'un peu de négligence peut entraîner à des désagéments considérables.

L'autorité supérieure a depuis quelques années entrepris une guerre opiniâtre contre toutes ces causes d'insalubrité ; c'est aux particuliers à la seconder dans cette voie salutaire.

Les combinaisons si diverses qui peuvent se montrer dans la question rendent impossible toute règle générale. On ne peut donc ici retracer que des préceptes d'une application usuelle mais limitée.

L'écoulement des eaux ménagères ou pluviales de chaque habitation sera dirigé directement vers l'égout par un aqueduc spécial, autant que possible, ou vers le ruisseau de la rue à défaut d'égout.

Les fossés qui bordent les propriétés bâties doivent être recouverts et curés en temps utile.

Les administrations municipales doivent assurer l'écoulement des eaux hors de la commune et éviter qu'elles ne se rendent dans les abreuvoirs publics.

Les industriels doivent retenir chez eux tous les résidus solides.

Ne diriger les eaux vers les égouts ou autres voies de perte qu'après dépôt des matières qu'elles retiennent en suspension. A cet effet, les établissements qui rejettent de grandes quantités d'eau dans ces conditions, doivent être astreints à établir deux couples de bassins de dépôt dont chaque couple est mise en activité pendant que l'autre système est curé à vif fond et mis en bon état de fonctionnement. Le premier des deux bassins ne communique avec le second que par l'arête parfaitement horizontale établie sur toute la largeur de la paroi qui les sépare Cette arête est *au besoin* précédée, à quelques centimètres, d'une traverse haute de 15 à 20 centimètres et plongeant de 2 à 4 centimètres dans le liquide, de manière à retenir les matières qui pourraient surnager.

Les eaux, après dépôt supplémentaire dans le deuxième

bassin , sont , à l'aide d'une vanne , dirigées vers l'égoût par un canal de fuite terminé par une grille.

Des vannes et des grilles peuvent également régler le service d'amenée dans les bassins et recueillir à la sortie des ateliers les matières les plus grossières. Dans certaines conditions toutefois il parait suffisant de laisser écouler les eaux qui ne sont pas trop chargées à travers une épaisse couche de tannée faisant fonction de filtre.

Malgré toutes ces précautions , certaines eaux peuvent encore posséder des qualités nuisibles. Elles peuvent être acides , et alors il conviendra de les neutraliser par la chaux ; elles peuvent, malgré leur pureté apparente, charier des matières organiques qui se décomposeront ultérieurement. Il importe alors de faciliter le plus possible leur écoulement jusqu'aux grands cours d'eau.

Lorsqu'une usine , dans les conditions précitées , peut nuire à une industrie ou à une exploitation située en aval sur le même cours , il peut être prescrit de conduire , à l'aide d'un aqueduc ou d'un tuyau métallique , les eaux nuisibles , soit au fond et au milieu du lit de la rivière , soit même en aval des établissements intéressés. Les puits absorbants , dans les terrains qui le permettent , peuvent rendre de grands services. Mais les résultats en sont souvent incertains , en ce sens qu'ils s'obstruent quelquefois par les sédiments ou que l'infiltration peut gagner les puits et les napes d'eau utilisées. Toutes ces dispositions peuvent varier à l'infini, suivant l'état des lieux, l'importance et la nature des matières expulsées.

Quoi qu'il en soit, la gravité du sujet justifie les détails dans lesquels il nous a paru nécessaire d'entrer, avec l'intention d'y renvoyer pour toutes les usines où l'écoulement des eaux peut devenir un embarras.

Années.	Pages.	
1828 etc.	11	
1843 — 1846	41	
1847 — 1849	131	
1850	71	— 81
1851	32	— 343
1852	31	
1853	25	
1854	220	
1855	83	143

Eaux savonneuses des fabriques. Voir *Huile. (Extraction d')* et des autres corps gras contenus dans les eaux savonneuses des fabriques.

2.ᵉ classe. — 20 septembre 1828.

Inconvénients. — Mauvaise odeur et quelque danger du feu ; — écoulement d'eaux sujettes à décompsition.

Ecarrissage.

1.ʳᵉ classe. — 14 janvier 1815.

Inconvénients. — Odeur très-désagréable ; — vue des opérations ; — les rats sont attirés par les dépôts des matières animales.

Entourer l'usine d'une muraille de 2 m. 50 au-dessus du pavé de la cour et la circonscrire par des arbres autant que possible.

Les cours, les ateliers d'abattage doivent être pavés en pierres dures rejointoyées à la chaux hydraulique, ainsi que la base des murs de l'atelier jusqu'à un mètre de hauteur. Le sol aura une pente vers une citerne étanche et fermée.

Le nettoyage de ces surfaces doit s'opérer immédiatement après chaque abattage. Aucun débris ne peut être exposé au dehors de l'établissement.

Le sang, s'il n'est pas livré de suite à l'industrie, et avant toute putréfaction, ainsi que toutes les eaux souillées de matières animales, seront reçus dans les citernes et exportés pour engrais. Les eaux vannes seront conduites par un aqueduc jusque vers les égoûts ou grands cours d'eau. Sous aucun prétexte il ne s'écoulera aucun liquide de l'établissement sur la voie publique. On ne doit soumettre à la cuisson aussitôt après l'abattage que les chairs des animaux sains ; celles provenant d'animaux atteints de maladies contagieuses seront immédiatement converties en engrais.

Les chaudières à cuisson et les tourailles à dessécher seront surmontées d'une hotte conduisant les buées dans la cheminée. Après cuisson, les chairs doivent être salées ou desséchées, rendues enfin imputrescibles.

Les dépôts d'os, de corne, de poils et crins, de peaux, doivent être renfermés dans un magasin sec, clos et muni d'une haute cheminée d'appel, et ces matières doivent être souvent enlevées.

Les tendons et autres parties pouvant servir à la fabrication de la colle, ainsi que les peaux, seront passés au lait de chaux avant la dessiccation, à moins qu'elles ne soient livrées immédiatement aux divers arts qui les emploient.

Les matières à convertir en engrais seront déposées dans des citernes recouvertes d'écoutilles, comme les ponts de bateaux. Chaque couche de matière devra disparaître sous une couche de chaux vive.

Les animaux morts, les poissons et autres doivent être transportés en voitures couvertes et dont le fond en zinc ne laisse pas écouler de liquides.

L'enlèvement des engrais liquides doit se faire à l'aide d'une pompe et en tonneaux hermétiquement fermés. Les engrais solides, les débris d'animaux, os, poils, peaux, etc., doivent s'effectuer avec des voitures couvertes, aux heures indiquées par les administrations locales.

Années.	Pages.
1836 — 1837	6
1838 — 1840	30
1841 — 1842	72
1843 — 1844	61
1845 — 1846	50
1847 — 1849	123
1850	168
1851	98
1852	113
1855	22

Echaudoirs dans lesquels on traite les têtes et pieds d'animaux, afin d'en séparer le poil.

3.ᵉ classe. — 31 mai 1833.

Inconvénients. — Fumée et légère odeur.

Relégués dans les abattoirs publics, lorsque cela est possible, ces manipulations néanmoins peuvent être moins incommodes par la présence d'opercules sur les chaudières avec tuyau d'appel conduisant aux cheminées dont la hauteur doit être proportionnée à celle des habitations voisines.

Aucune eau de lavage ou d'ébullition ne doit s'écouler sur la rue.

Echaudoirs dans lesquels on prépare et l'on cuit les intestins et autres débris des animaux.

1.ʳᵉ classe { 14 janvier 1815. / 31 mai 1833.

Inconvénients. — Très-mauvaise odeur.

On peut voir ce qui est relatif aux écarrissages pour le pavage de l'atelier, la conservation et l'enlèvement des liquides, la conduite des buées de la chaudière à la cheminée.

Egoûts.

La construction des égoûts, leur pente, leur obturation, leur curage, sont d'un très-haut intérêt en hygiène publique ; une étude complète exigerait de longs détails. Nous croyons devoir nous borner à quelques indications utiles. Dans les villes, les dimensions des égoûts doivent être proportionnées aux volumes d'eau qu'ils sont destinés à recevoir. Cependant ils ne doivent pas avoir moins de 80 centimètres de hauteur sur autant de largeur pour se prêter à un curage complet.

Le radier, en forme d'œuf, s'encombre moins facilement et donne au courant plus d'énergie pour entraîner les sédiments. La pente doit être de un centimètre par mètre environ. Les bouches d'égoût doivent être munies de cuvettes hermétiques en bon état de fonctionnement.

Lorsque les égoûts ont une grande longueur, il convient d'y établir, de distance à autre, des tuyaux d'appel s'élevant contre les murs jusqu'au dessus des habitations voisines, ou mieux encore mis en communication avec une cheminée quand cela est possible.

Années	Pages.
1847 — 1849.......	132
1851..............	323

Emaux. (Fabrique d') (Voir *Verriers.*)

1.re classe. — 14 janvier 1815.

Inconvénients. — Fumée.

Encre à écrire. (Fabriques d')

3.e classe. — 14 janvier 1815.

Inconvénients. — Très-peu.

Les précautions à prendre dans ces établissements se réduisent à la direction à donner aux buées qui s'échappent de la chaudière et qu'il faut diriger à l'aide d'un manteau dans la cheminée.

Encre d'imprimerie. (Fabriques d')

1.re classe. — 14 janvier 1815.

Inconvénients. — Odeur très-désagréable et danger du feu.

Par le fait, ces opérations s'exécutent généralement sans autorisation au sein des villes et ne paraissent en rien gêner le voisinage. Si des plaintes s'élevaient, il y aurait lieu d'exiger que le vase servant à la fabrication fût muni d'un tambour avec porte mobile et communiquant avec la cheminée élevée à deux mètres au-dessus des toits voisins. Les ouvertures des foyers, cendriers, pourraient être (par surcroit) séparées, par un mur, de l'atelier de chauffage.

Engrais. (Les dépôts de matières provenant de la vidange des latrines ou des animaux, destinés à servir d')

1.re classe. — 9 février 1825.

Ces établissements sont des plus incommodes lorsque les matières ne sont pas déposées dans des citernes closes.

Les transports des vidanges et des autres matières animales à leur arrivée, l'exportation des engrais doit se faire à l'aide de tonneaux hermétiquement fermés pour les liquides et de voitures étanches et bien couvertes pour les matières et engrais solides.

Les manipulations des engrais donnent aussi lieu à des émanations fétides qui exigent un grand éloignement des lieux habités.

Cependant il en est de plus d'un genre.

Le mélange de matières désinfectantes, cendres, terres calcinées, poudres de charbon, chaux, sulfates ferrugineux, etc., peut souvent les rendre à peu près inodores.

Les dépôts avant ou après la fabrication doivent être au moins distants de 50 mètres des routes et entourés d'un mur de trois mètres de hauteur fermé de toute part. L'atelier contenant les bassins de dépôt sera sous un toit à claire voie et disposé pour une bonne ventilation.

On pavera solidement les cours, on n'opérera le chargement ou déchargement des voitures que dans l'intérieur de l'atelier.

On mêlera les cendres, les chaux, etc., aux matières fécales aussitôt leur entrée dans l'établissement.

Les eaux de pluie et autres provenant de l'établissement ne doivent jamais s'écouler sur la voie publique ni dans les ruisseaux et abreuvoirs utilisés pour les usages domestiques ou l'alimentation des bestiaux.

Sous aucun prétexte il ne doit s'y pratiquer d'opération d'écarrissage.

Les dépôts de guano sont rangés dans la deuxième classe par décision ministérielle du 20 juillet 1855. (Voir *Guano.*)

Par un arrêté du 8 septembre 1856, aussi utile que moral, M. le Préfet du Nord prescrit des dispositions pour assurer la loyauté du commerce des engrais. Voici l'arrêté :

« Nous, Préfet du département du Nord, Grand-Officier de l'Ordre Impérial de la Légion-d'Honneur, Grand-Officier de l'Ordre de Léopold de Belgique, Commandeur de l'Ordre de Charles III d'Espagne ;

» Vu les lois du 22 décembre 1789 et 28 pluviose an VIII, qui chargent les Préfets de l'administration générale des départements ;

» Vu les lois des 14 décembre 1789 et 16-24 août 1790, sur la police municipale; la loi du 18 juillet 1837, et les articles 423, 471 et suivants du code pénal ;

» Vu la délibération du Conseil général du département, concernant les mesures à adopter pour la répression des fraudes auxquelles donne lieu le commerce des engrais, et votant une allocation à cet effet ;

» Considérant qu'il est du devoir de l'administration d'empêcher qu'une substance soit vendue sous le nom d'une autre substance ; que c'est surtout dans le commerce des engrais, qui touche à un intérêt public si considérable, qu'on doit s'efforcer d'atteindre ce but ;

» Considérant qu'il appartient au Préfet de faire directement des règlements sur les objets de police municipale, lorsqu'il s'agit de mesures générales d'un égal intérêt pour toutes les communes du département;

» Arrêtons :

» Art. 1er Tout commerçant vendant des matières dé-
» signées comme propres à fertiliser la terre , devra
» placer à la porte de chacun de ses magasins et sur
» chaque tas de la substance mise en vente , un écriteau
» indiquant le nom de l'engrais qu'il débite.

» Art. 2. L'écriteau devra , en outre , indiquer les
» principaux éléments actifs de l'engrais , exprimés en
» termes qui rendent possible la vérification chimique.
» Ainsi , les matières organiques , s'il en existe , seront
» désignées par l'azote qu'elles contiennent.

» Art. 3. Les noms déjà connus dans le commerce ne
» pourront être donnés qu'aux matières qu'elles désignent
» habituellement et qui ne seront pas mélangées avec
» des substances étrangères à leur composition.

» Si la substance mise en vente n'a pas un nom spécial
» consacré par l'usage, le marchand pourra lui donner le
» nom qui lui paraîtra convenable, pourvu qu'il ne prête
» ni à erreur ni à équivoque.

» Art 4. Le nom de l'engrais ainsi que la richesse
» déclarée par le marchand seront écrits sur les enseignes
» extérieures et intérieures , sans abréviation , en lettres
» d'une grandeur uniforme de dix centimètres au moins
» de hauteur.

» Art. 5. Il ne pourra être vendu plusieurs espèces
» d'engrais de qualités diverses dans le même magasin ,
» qu'autant que les différentes qualités seront parfai-
» tement séparées les unes des autres et que des écri-
» teaux indiquant l'espèce et la richesse de chaque engrais
» seront placés, non seulement sur le tas de substance ,
» mais aussi à la porte du magasin, de manière qu'aucune
» erreur ne soit possible pour l'acheteur.

» Art. 6. Dans le mois qui suivra la publication du
» présent arrêté , tous les marchands d'engrais devront
» faire à la mairie du lieu où sont établis leurs] dépôts ,
» la déclaration du nom de leurs engrais et devront éta-

» blir les enseignes et écriteaux disposés comme il est
» dit ci-dessus.

» Art. 7. A l'avenir, aucun marchand d'engrais ne
» pourra commencer ce commerce ou mettre en vente une
» substance fertilisante autre que celle qu'il aurait pré-
» cédemment annoncée avant d'avoir fait la déclaration
» prescrite par l'article précédent et avant d'avoir établi
» les écriteaux et enseignes dans les conditions ci-dessus
» indiquées.

» Art. 8. Les déclarations seront inscrites sur un re-
» gistre ouvert à la mairie et qui indiquera : 1° la date
» de la déclaration ; 2° les nom , profession et demeure
» du déclarant; 3° la situation du local où le dépôt est
» effectué ; 4° le nom de chacune des substances ferti-
» lisantes qui doivent y être mises en vente.

» Copie de ce registre nous sera adressée à l'expiration
» du délai fixé par l'article 6. Des extraits nous en seront
» également transmis au fur et à mesure des déclarations
» nouvelles.

» Art. 9. MM. les maires et commissaires de police
» visiteront fréquemment les dépôts des marchands
» d'engrais, surtout pendant le temps habituel des ventes,
» afin de s'assurer si toutes les dispositions prescrites
» par le présent arrêté sont exactement observées , et de
» dresser, s'il y a lieu, procès-verbal pour constater les
» contraventions.

» Ils pourront, dans leurs visites , et toutes les fois
» qu'ils le jugeront nécessaire , exiger du marchand un
» échantillon de l'engrais du poids de 200 à 250 grammes.
» Cet échantillon sera clos, cacheté et étiqueté en pré-
» sence du marchand. L'étiquette mentionnera textuel-
» lement le contenu de l'inscription placée sur le tas
» d'engrais ; elle devra être signée par le marchand ;
» s'il refuse de signer, le fonctionnaire requérant dres-
» sera procès-verbal de l'opération et de ses circon-
» stances.

» Art. 10. Les échantillons ainsi fermés nous seront

» adressés dans le plus bref délai , pour être par nous
» transmis au chimiste chargé de la vérification. Le
» marchand d'engrais sera prévenu à l'avance des lieu ,
» jour et heure où sera faite l'analyse de son échantillon.
» En sa présence , s'il s'est rendu à l'invitation reçue,
» ou en son absence, s'il ne s'est pas présenté, le cachet
» sera rompu , l'analyse sera faite immédiatement et le
» résultat en sera constaté par un procès-verbal du chi-
» miste vérificateur.

» Art. 11. Si le résultat de l'analyse constate que
» l'engrais mis en vente ne doit pas porter la désignation
» qui lui a été donnée par le marchand ou qu'il n'a pas
» la richesse qu'il avait annoncée, les pièces seront trans-
» mises à M. le procureur impérial pour la poursuite du
» délit.

» Art. 12. Tout acheteur pourra requérir le marchand
» de prélever sur la quantité à lui vendue un paquet de
» 200 grammes environ , cacheté et signé par le mar-
» chand ou ses représentants , et rappelant l'inscription
» portée sur l'écriteau. Cet échantillon devra être déposé
» à la mairie. Si ultérieurement , d'après les résultats
» produits , l'acheteur a lieu de supposer que l'engrais
» n'avait pas les qualités qui lui étaient attribuées , il
» pourra requérir l'analyse de l'échantillon , en s'enga-
» geant à payer les frais de l'opération si la matière est
» reconnue conforme à l'inscription. L'échantillon nous
» sera transmis.

» Si le marchand refuse de cacheter et signer le paquet
» contenant l'échantillon , l'acheteur pourra requérir le
» maire ou le commissaire de police, qui procèdera comme
» il est dit à l'article 9.

» Art. 13. Un exemplaire en placard du présent arrêté
» sera et demeurera affiché dans chaque magasin d'engrais

» Art. 14. Les contraventions aux dispositions qui
» précèdent seront constatées et poursuivies conformément
» aux lois.

» Art. 15. MM. les Sous-Préfets , Maires et Commis-

» saires de police sont chargés de l'exécution du présent
» arrêté, qui sera inséré dans le recueil des actes admi-
» nistratifs et recevra la plus grande publicité.

» Fait à Lille, le 8 septembre 1856.

» *Signé :* BESSON. »

Années.	Pages.
1828 etc...	12
1841 — 1842........	72
1845 — 1846........	51
1847 — 1849........	135
1850..............	169
1851..............	223
1854..............	149
1855..............	91

Engraissage des oies. (Etablissements en grand pour l')

3.ᵉ classe. — 31 mai 1833.

Inconvénients. — Mauvaise odeur et incommodité.

A la propreté des locaux occupés par ces animaux, doit se joindre une surveillance continue pour prévenir leurs dégâts sur les propriétés voisines.

Épidémies. — Épizooties.

Les épidémies, les épizooties, sont surtout favorisées par l'inobservation des règles générales de l'hygiène.

C'est donc à leur rigoureuse application qu'il convient de s'attacher avec une nouvelle sévérité dès les premières menaces du fléau.

Les eaux stagnantes ;

Les fumiers et dépôts d'immondices ;

L'état d'encombrement dans les lieux habités, soit par les personnes, soit par les animaux ;

La propreté, la ventilation de ces mêmes locaux ;

Seront l'objet d'une surveillance particulière.

L'intempérance ou les privations répétées prédisposent l'homme à contracter toutes les maladies épidémiques.

L'alimentation des animaux en temps d'épizootie est également digne d'attention.

Il est très-peu de maladies réellement contagieuses. Ce n'est donc pas en soignant les malades que l'on court le plus de danger. La concentration des malades, l'accumulation des produits qu'ils rejettent par les voies naturelles, la transpiration, la respiration, etc., peuvent, au contraire, devenir des foyers d'infection. Il faut disséminer, il faut aérer, nettoyer par tous les moyens.

Années.	Pages.	
1836 — 1837	54	
1839 — 1840	32	
1847 — 1849	136	
1850	169	
1851	129	
1852	123 — 135	
1853	192 — 212	
1854	61 — 150	
1855	135 — 139	

Eponges.

2.ᵉ classe. — 27 janvier 1837.

Inconvénients. — **Mauvaise odeur produite par les eaux qui s'en écoulent.**

Le commerce des éponges, dans les préparations qu'il leur fait subir pour les livrer à l'usage, peut prévenir l'incommodité qui résulte pour les voisins de la fermentation des matières animales gélatineuses qu'elles contiennent, en mêlant à la macération un peu de chlorure de chaux et en portant directement aux égoûts ces eaux infectes.

Les dissolutions d'acide sulfureux obtiendraient peut-être le même succès comme dans le blanchiement des soies et laines.

Epuration des résidus d'huiles végétales.

2.ᵉ classe. — Décision ministérielle du 19 novembre 1846.

L'usine doit être pavée en pierres dures cimentées à la chaux hydraulique et rejointoyées. La pente de ce pavage doit diriger tous les liquides vers une citerne étanche, d'où les eaux seront enlevées en vases clos.

Les chaudières doivent être surmontées de hottes assez larges pour les recouvrir entièrement et mises librement en communication avec les cheminées, dont la hauteur doit dépasser de deux mètres le faîte des maisons voisines et avoir au moins dix-huit mètres. Aucune denrée ne doit séjourner sur la voie publique, soit avant, soit après épuration. Aucun liquide ne doit s'écouler que par des conduits souterrains.

Années.	Pages.
1836 — 1837	66
1838 — 1840	54
1841 — 1842	80
1847 — 1849	136
1852	217

Ergot de seigle et de blé.

La maladie des céréales connue sous ce nom, lorsqu'elle prend de grandes proportions, peut donner lieu à des affections morbides graves chez les personnes qui mangent le pain fabriqué avec ce produit anormal. La vente des céréales ainsi altérées doit être surveillée ; les cultivateurs doivent surtout bien choisir leurs semences.

Essayeurs.

3.e classe. — 14 janvier 1815.

Inconvénients. — Très-peu.

Une cheminée à manteau, comme en ont les chimistes, porte les gaz dans l'atmosphère.

Etain. (Fabrication des feuilles d')

3.e classe. — 14 janvier 1815.

Inconvénients. — Peu, l'opération se faisant au laminoir.

Les précautions à prendre ne peuvent être relatives qu'aux appareils eux-mêmes.

Ether. (Fabriques d') et les dépôts d'éther, lorsque ces dépôts en contiennent plus de quarante litres.

1.re classe. — 27 janvier 1837.

Inconvénients. — Explosion et danger d'incendie.

Réservoir d'eau superposé aux appareils distillatoires ; magasins voûtés, portes incombustibles ; éclairage à verre dormant, lampes de sûreté.

Etoupilles. (Fabriques d') préparées avec des poudres ou matières détonnantes et fulminantes. (Voir *Allumettes, Poudres fulminantes.*)

1.re classe. — 25 juin 1823.

Inconvénients. —Tous les dangers de la fabrication.

Extinction de la chaux vive dans les villes.

Opération non classée.

L'extinction de la chaux vive se faisant d'une manière continue, près d'habitations, peut incommoder les voisins par les quantités de vapeurs qui se dégagent.

Si les locaux ne permettent pas d'éloigner cette opération, elle doit être renfermée dans un atelier surmonté d'une cheminée d'appel alimentée par des ouvertures aux parties basses de la pièce.

Année.	Page.
1843 — 1844.......	75

Extraction d'huile de foie de morue. (Voir *Huile de Poissons.*)

Faïence. (Fabriques de)

2.e classe. — 14 janvier 1815

Inconvénients. — Fumée au commencement de la fournée.

Élever convenablement la cheminée à deux mètres au moins au-dessus des habitations voisines ; éloigner du four les magasins de bois.

Faïence. (Usine à fayencer la poterie de fer)

Inconvénients. — Danger d'incendie ; — Fumée.

La chaleur considérable que subissent les fours et la cheminée nécessite un isolement complet des murs mitoyens.

La cheminée doit, en outre, avoir une certaine élévation.

Et lorsque le bois est employé comme combustible, le magasin doit être entièrement séparé des sources de chaleur précitées.

Années.	Pages.
1828 etc.........	19
1836 — 1837.......	72
1845 — 1846......	123
1853.............	254

Fanons de baleine. (Les ateliers pour le travail des)

3.e classe. — 27 mai 1838.

Inconvénients — Abondantes vapeurs d'une odeur fade et tenace ; — putréfaction des eaux quand on n'a pas soin de les jeter immédiatement.

Les chaudières doivent être surmontées d'une cheminée en forme d'entonnoir et s'élevant de plusieurs mètres au-dessus des toits du voisinage.

Les eaux doivent être portées directement et immédiatement aux égoûts si elles n'y sont pas conduites par un aqueduc souterrain.

Une petite quantité de chlorure de chaux peut en diminuer l'infection.

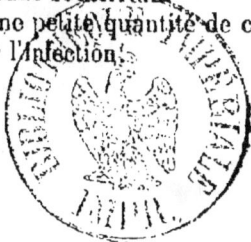

5

Fécule de pommes de terre. (Fabriques de)

3.ᵉ classe. — 9 février 1825.

Inconvénients. — Mauvaise odeur provenant des eaux de lavage quand elles sont gardées.

Interdiction de déverser sur la voie publique les eaux de l'usine, sous quelque prétexte que ce soit.

Enlèvement en vases clos des résidus solides qui ne doivent, pas plus que les précédents, séjourner dans l'usine.

Les cuves qui ont servi au départ contiennent souvent de l'acide carbonique, et il est dangereux d'y descendre pour enlever les sédiments avant de s'être assuré que l'air y est pur et qu'une chandelle peut continuer à y brûler facilement.

Années.	Pages.
1838 — 1840	48
1841 — 1842	83
1843 — 1844	89
1853	219

Ferblanc. (Fabriques de)

3.ᵉ classe. — 14 janvier 1815.

Très-peu d'inconvénients.

Ventiler les ateliers.

Feutre goudronné propre au doublage des navires. (Fabrication de)

2.ᵉ classe. — 31 mai 1833.

Inconvénients — Mauvaise odeur et danger d'incendie.

Aucune préparation, aucun emploi du goudron ne peut se pratiquer sans inconvénient pour le voisinage, aussi si l'isolement n'est pas complet, le travail de nuit doit être exclusivement prescrit. Les chaudières doivent être munies de couvercles avec tuyaux communiquant à la cheminée dont la hauteur doit surmonter de cinq mètres les toits environnants; pour éviter l'incendie, l'ouverture des foyers et cendriers sera située au dehors de l'atelier et des magasins.

Feutres vernis. — (Fabriques de) (*Voir Visières.*)

1.re classe. — 5 novembre 1826.

Inconvénients. — Crainte d'incendie ; — odeur désagréable.

Filature (Les ateliers dans lesquels la) des cocons s'opère en grand, c'est-à-dire les filatures contenant au moins six tours.

2.e classe. — 27 mai 1838.

Nota. — Les ateliers composés d'un nombre moindre de tours sont, comme par le passé, soumis à la seule surveillance de l'autorité municipale.

Inconvénients. — **Odeur fétide produite par la décomposition des matières animales.**

Ces usines doivent plus que d'autres peut-être jouir de moyens de ventilation continue. Les cheminées d'appel partant de la partie supérieure des plafonds, et alimentées par une multitude de petites ouvertures afin d'éviter les perturbations du travail, peuvent rendre de grands services. Des ventilateurs mécaniques sont aussi applicables à ces ateliers où l'on ne saurait trop recommander la propreté.

Filature de déchets d'étoupes de lin.

Non classée.

Cette industrie, qui s'exerce sur des matières souvent fermentées, donne lieu à des émanations fétides dont souffre l'ouvrier et quelquefois le voisinage. Il y aura lieu de réglementer surtout la conservation des matières.

Fonderies de cuivre.

2.e classe. — 14 janvier 1815.

Inconvénients. — **Exhalaisons insalubres et danger du feu.**

(Voir *Fonderies de cuivre*, ci-contre.)

Fonderies de cuivre.

2.e classe. — 14 janvier 1815.

Inconvénients — Danger d'incendie ; — odeur.

Les fourneaux, creusets et cheminées, doivent être séparés des murs mitoyens par un espace de trente-cinq centimètres au moins.

La capacité des creusets peut être limitée au besoin.

La cheminée, toute en maçonnerie, doit avoir une hauteur de deux mètres au moins au-dessus des toits voisins.

Quelquefois le coke est prescrit exclusivement dans le fourneau de la fonderie. — Dans l'atelier de fonderie et de coulée, toutes les pièces de charpente doivent être rendues incombustibles par une application de tôle ou de mortier, ou de silicate pierreux.

Années.	Pages.
1836 - 1837..... .	7 — 72
1838 — 1840......	49
1841 — 1842.......	86
1843 -- 1844..... .	82
1845 — 1846..... ..	63
1847 — 1849......	147
1851.............	143
1855.............	92

Fondeurs au creuset.

3.e classe. — 14 janvier 1815.

Inconvénients. — Un peu de fumée.

La cheminée doit s'élever de deux mètres au moins au-dessus des toits voisins.

La cheminée et le fourneau doivent être isolés des murs mitoyens.

Les pièces de charpente rendues incombustibles comme à l'article précédent.

Fondeurs en grand au fourneau à réverbère.

2.e classe. — 14 janvier 1815.

Inconvénients. — Fumée dangereuse, surtout dans les fourneaux où l'on traite le plomb, le zinc, le cuivre, etc.

La cheminée, non moins que le fourneau, doit être éloignée de trente-cinq centimètres au moins des murs mitoyens. Elle s'élèvera d'autant plus au-dessus des toits voisins, qu'il sera traité dans la sole du plomb, du zinc, du cuivre, etc.

Dans ces cas, l'isolement doit être plus sévèrement exigé.

Fonderies au fourneau à la Wilkinson.

2.e classe. — 9 février 1825.

Inconvénients. — Fumée et vapeurs nuisibles.

Les fourneaux et la cheminée doivent être séparés des murs mitoyens par un espace de trente-cinq centimètres au moins.

La cheminée, toute en maçonnerie, doit s'élever au-dessus des toits voisins; des plaques de fonte ou une voûte peuvent être disposées dans l'intérieur de ces cheminées pour arrêter les flammèches.

Dans le cas où la fonte du cuivre s'y opérerait en même temps, une large hotte doit en conduire les émanations dans la cheminée. Toutes les pièces de charpente qui ne seraient pas en fer dans l'atelier de fonderie et de coulée doivent être rendues incombustibles par un platrage épais ou par une chemise de tôle.

Années.	Pages.
1828 etc.	12
1836 — 1837.	73
1838 — 1840.	50
1841 — 1842.	86
1843 — 1844.	84
1845 — 1846.	63
1847 — 1849.	148
1851.	145
1853.	221
1854.	193
1855.	94

Fonderies de plomb. (Voyez *Plomb.*)

Forges de grosses œuvres, c'est à-dire celles où l'on fait usage de moyens mécaniques pour mouvoir soit les marteaux, soit les masses soumises au travail.

2.ᵉ classe. — 5 novembre 1826.

Inconvénients. — Beaucoup de fumée; — crainte d'incendie; — ébranlement.

Des ateliers élevés avec pannes ouvertes dans la toiture; l'isolement des fourneaux et des cheminées ; l'élévation de celles-ci à cinq mètres au-dessus des toits voisins, diminueront les inconvénients de la fumée et les dangers d'incendie.

On remédiera à l'ébranlement du voisinage en creusant dans le sol des tranchées d'un mètre environ de profondeur sur cinquante centimètres de largeur autour des masses qui reçoivent le choc des marteaux. Aucun des moyens mécaniques destinés à mettre ceux-ci en mouvement, ne doit s'appuyer sur les murs mitoyens.

Fours à chaux. (Voyez *Chaux.*)

Fours à ciment.

Non classés.

Considérés comme fours à chaux , ils ne peuvent être autorisés dans les villes.

Lorsque les fours sont surmontés d'une cheminée conique en maçonnerie épaisse, il y a peu d'inconvénients. La chaleur nécessite une distance de deux mètres au moins des propriétés voisines, la porte du four en fer et double ne doit être accessible qu'aux ouvriers.

Fours à coke. (Voir *Charbon de terre épuré.*)

Ces usines remédient par leur isolement à l'inconvénient des fumées et des noirots ; dans les villes si quelque four de cette nature est indispensable, il doit être à réverbère

et séparé des murs mitoyens ainsi que la cheminée, par
une distance de un mètre environ, et la fumée doit être
conduite sous un foyer incandescent pour être brûlée.

Années.	Pages.
1841 — 1842......	82
1845 — 1846.......	75
1854........	205

Fours à cuire les cailloux destinés à la fabrication des émaux.

2.ᵉ classe. — 5 novembre 1826.

Inconvénients. — Beaucoup de fumée.

La cheminée doit avoir une élévation de cinq mètres au
moins au-dessus des toits environnants dans un rayon de
cent mètres environ.

Fours à plâtre. (Voyez *Plâtre.*)

Fours à réverbères. (Cette disposition du four est
souvent combinée avec l'objet principal de la
demande.)

Non classés.

Il faut donner aux cheminées une hauteur proportionnée
à celle des habitations voisines et supérieure de cinq mètres
au moins.

Fourneaux. (Hauts). La formation de ces établissements est régie par la loi du 21 avril **1810**, qui
est spéciale.

1.ʳᵉ classe. — 14 janvier 1815.

Inconvénients. — Fumée épaisse et danger du feu.

L'éloignement des villes et des habitations permet ordinairement de ne prescrire aucune mesure spéciale. La
hauteur des ateliers doit faciliter une ventilation complète.

Année.	Page.
1854..............	45

Fromages. (Dépôts de)

3.e classe. — 14 janvier 1815.

Inconvénients. — Odeur très-désagréable.

Les inconvénients d'un tel voisinage peuvent être en partie masqués par l'absence d'ouverture du lieu de dépôt sur la voie publique. C'est beaucoup d'autoriser une porte s'ouvrant exclusivement pour emmagasiner et expédier les marchandises.

Les communications doivent se faire dans l'intérieur de l'habitation.

Les caves, consacrées d'habitude à cet usage, seront aérées par des soupiraux percés sur les cours et à la partie supérieure par un tuyau d'appel, large d'au moins quinze centimètres, communiquant avec une cheminée ou, à défaut, s'élever au-dessus du toit.

Les eaux de lavage des fromages ne seront en aucun temps jetées sur la voie publique, mais portées à l'égout.

Années.	Pages.
1828 etc............	13
1836 — 1837.......	38
1842 — 1843.......	88
1845 — 1846.......	75
1847 — 1849.......	158
1853.............	186
1854.............	205
1855.............	115

Fulminate de mercure, amorces fulminantes et autres matières dans la préparation desquelles entre le fulminate de mercure. (Fabriques de)

Inconvénients. — Danger d'incendie ; — explosion.

Isolement absolu des habitations.

Les ateliers et magasins doivent être incombustibles et jamais surmontés d'aucun étage propre à être habité.

Les séchoirs incombustibles peuvent être chauffés à la

vapeur ; en tout état de choses l'ouverture des foyers doit en être séparée.

Les déchets de la fabrication ne doivent jamais être projetés sur la voie publique, mais brûlés ou enfouis.

Année.   Page.
1843 — 1844........ 88

Galipots ou résine de pin. (Travail en grand des) soit pour la fonte et l'épuration de ces matières, soit pour en extraire la térébenthine.

1.re classe. — 9 février 1825

Inconvénients. — **Danger du feu et odeur très désagréable.**

Les établissements de 1.re classe doivent être éloignés de 500 mètres au moins des agglomérations.

Les usines dont il s'agit étant dans ce cas, n'en doivent pas moins porter les fumées et les émanations qui s'échappent des chaudières à une grande hauteur dans l'atmosphère. Les foyers et cendriers doivent s'ouvrir en dehors des ateliers de fonte ou de distillation.

Les ateliers ainsi que les magasins doivent être incombustibles et n'être éclairés la nuit que par des lumières placées derrière des verres-dormants ou à l'aide de lampes de sûreté.

Les chaudières munies de couvercles métalliques à charnières pourront être closes en cas d'inflammation de leur contenu.

Galons et tissus d'or et d'argent. (Brûleries en grand des)

2.e classe. — 14 janvier 1815.

Inconvénients. — **Mauvaise odeur.**

La combustion des matières organiques végétales ou animales à l'aide desquelles sont fixés ces métaux dans

5*

les tissus, donne lieu à des émanations qui seraient très-désagréables si elles n'étaient portées dans l'atmosphère à 2 mètres au-dessus du faîtage des maisons voisines, dans un rayon de 25 à 30 mètres.

Galvanisation du fer.

2.º classe. — Décision ministérielle du 29 février 1840.

Une ventilation convenable doit soustraire les ouvriers aux émanations du zinc en fusion ; une cheminée d'appel doit surmonter l'atelier.

Années.	Pages
1838 — 1840.......	53
1854............ ..	206
1855..............	117

Gaz. (Ateliers pour le grillage des tissus de coton par le) La surveillance de la police locale, établie par l'ordonnance du **20 août 1824**, pour les ateliers d'éclairage par le gaz, est applicable aux ateliers pour le grillage.

3.º classe. — 9 février 1825.

Inconvénients. — Peu, l'opération se faisant en petit.

Une ventilation continue est nécessaire dans ces ateliers. Mais pour éviter l'oscillation de la flamme, elle doit se faire par des ouvertures nombreuses comme à travers un tamis (pour ainsi dire)

Gaz hydrogène. (Tous les établissements d'éclairage par le) tant les usines où le gaz est fabriqué, que les dépôts où il est conservé.

2.º classe { 20 août 1824. / 28 mars 1838.

Inconvénients. — Odeur désagréable et fumée pour les seuls ateliers, mais qui s'étendent aux environs de temps à autre.

Il serait difficile de trouver quelque chose de plus complet que l'ordonnance royale du 27 janvier 1846. Nous

nous bornerons à la reproduire en faisant remarquer toutefois, que des réductions d'appareils, que la perfection apportée au travail de la tôle ont permis de tolérer des réservoirs de gazomètres en tôle sans qu'il en résulte d'inconvénient. A part cette dérogation à l'article 13, toutes les autres conditions doivent être rigoureusement maintenues.

Voici le texte de cette ordonnance :

Article 1er. Les usines et ateliers où le gaz hydrogène est fabriqué, et les gazomètres qui en dépendent, demeurent rangés dans la deuxième classe des établissemens dangereux, insalubres ou incommodes, sauf les cas réglés par les deux articles suivants.

Article 2. Sont rangés dans la troisième classe les petits appareils pour fabriquer le gaz, pouvant fournir au plus, en douze heures, dix mètres cubes, et les gazomètres qui en dépendent.

Article 3. Sont également rangés dans la troisième classe, les gazomètres non attenants à des appareils producteurs et dont la capacité excède 10 mètres cubes ; ceux d'une capacité moindre pourront être établis après déclaration à l'autorité municipale.

Article 4. Les ateliers de distillation, tous les bâtiments y attenants et les magasins de charbon dépendant des ateliers de distillation, même quand ils ne seraient pas attenants à ces ateliers, seront construits et couverts en matériaux incombustibles.

Article 4. Il sera établi à la partie supérieure du toit des ateliers, pour la sortie des vapeurs, une ou plusieurs ouvertures surmontées de tuyaux ou cheminées dont la hauteur et la section seront déterminées par l'acte d'autorisation.

Article 6. Aucune matière animale ne pourra être employée pour la fabrication du gaz.

Article 7. Le coke sera éteint à la sortie des cornues.

Article 8. Les appareils de condensation devront être établis en plein air ou dans des bâtiments ventilés à la partie supérieure, à moins que la condensation ne s'opère dans des tuyaux enfouis sous le sol.

Article 9. Les appareils d'épuration devront être placés dans des bâtiments ventilés au moyen d'une cheminée spéciale, établie sur la partie supérieure du comble, et dont la hauteur et la section seront déterminées par l'acte d'autorisation.

Le gaz ne sera jamais conduit des cornues dans le gazomètre, sans passer par les épurations.

Article 10. Tout mode d'éclairage autre que celui des lampes de sûreté est formellement interdit dans le service des appareils de condensation et d'épuration ainsi que dans l'intérieur et aux environs des bâtiments enfermant des gazomètres.

Article 11. Les eaux ammoniacales et les goudrons produits par la distillation, qu'on n'enlèverait pas immédiatement, seront déposés dans des citernes exactement closes et étanches et dont la capacité ne devra pas excéder 4 mètres cubes.

Ces citernes seront construites en pierres ou en briques, à bain de mortier hydraulique et enduites d'un ciment pareillement hydraulique ; elles devront être placées sous des bâtiments couverts.

Article 12. Les goudrons, les eaux ammoniacales et les laits de chaux, ainsi que la chaux solide sortant des ateliers d'épuration, seront enlevés immédiatement dans des vases ou dans des tombereaux hermétiquement fermés.

Article 13. Les résidus aqueux ne pourront être évaporés, et les goudrons brûlés dans les cendriers et dans les fourneaux qu'autant qu'il n'en résultera à l'extérieur ni fumée ni odeur.

Article 14. Le nombre et la capacité des gazomètres de chaque usine seront tels que, dans le cas de chômage de l'un deux, les autres puissent suffire aux besoins du service.

Chaque usine aura au moins deux gazomètres. (1)

(1) Cet article n'est applicable qu'aux usines destinées à l'éclairage public.

Article 15. Les bassins dans lesquels plongent les gazomètres seront complètement étanches ; ils seront construits en briques ou pierres à bain de mortier hydraulique ou en bois ; si les bassins sont de bois , ils devront être placés dans une fosse en maçonnerie.

Si les murs s'élèvent au-dessus du sol ils auront une épaisseur égale à la moitié de leur hauteur.

Les cuves ou bassins au niveau du sol seront entourés d'une balustrade.

Article 16. La cloche de chaque gazomètre sera maintenue par des guides fixes , de manière à ne pouvoir jamais dans son mouvement s'écarter de la verticale.

Elle sera en outre disposée de manière que la force élastique du gaz dans l'intérieur du gazomètre soit supérieure à la pression atmosphérique. La pression intérieure du gaz sera indiquée par un manomètre.

Article 17. Les gazomètres d'une capacité de plus de 10 mètres cubes , seront entièrement isolés tant des bâtiments de l'usine que des habitations voisines et protégés par des paratonnerres dont la tige aura une hauteur au moins égale à la moitié du diamètre du gazomètre.

Article 18. Tout bâtiment contenant un gazomètre d'une capacité quelconque sera ventilé au moyen d'ouvertures pratiquées dans la partie supérieure , de manière à éviter l'accumulation du gaz en cas de fuite. Il sera en outre pratiqué dans son pourtour plusieurs ouvertures qui devront être revêtus de persiennes.

Article 19. Un tube de trop plein , destiné à porter le gaz au-dessus du toit sera adapté à chaque gazomètre établi dans un bâtiment.

Si le gazomètre est en plein air , le tube pourra être remplacé par quatre ouvertures de 1 à 2 centimètres de diamètre , placées à 8 ou 10 centimètres de son bord inférieur et à égale distance les unes des autres.

Article 20. Ne pourront être placés dans les caves que les gazomètres de 10 mètres cubes au plus, non attenants à des appareils producteurs ; ces caves devront être exclusivement affectées au gazomètre. Elles seront convenablement ventilées au moyen de deux ouvertures placées, l'une près du sol de la cave, l'autre dans la partie la plus élevée de la voûte. Cette dernière ouverture sera surmontée d'un tuyau d'évaporation dépassant le faîte de la maison.

Article 21. Le premier remplissage d'un gazomètre ne pourra avoir lieu qu'après vérification faite de sa construction, et en présence d'un agent délégué par l'autorité municipale.

Article 22. Les récipients portatifs pour le gaz comprimé devront être de cuivre ou de tôle de fer ; ils seront essayés à une pression double de celle qu'ils doivent supporter dans l'usage journalier, et qui sera déterminée par l'acte d'autorisation.

Article 23. Le gaz fourni aux consommateurs sera complétement épuré. La pureté sera constatée par les moyens qui seront prescrits par l'administration.

Article 24. Les usines et appareils mentionnés ci-dessus pourront en outre, être assujettis aux mesures de précaution et dispositions qui seraient reconnues utiles dans l'intérêt de la sûreté ou de la salubrité publique.

Article 25. L'ordonnance royale du 20 août 1824, et l'ordonnance du 25 mars 1838, concernant les établissements d'éclairage par le gaz hydrogène sont rapportées.

Années.	Pages.
1838 — 1841	54
1841 — 1842	89
1843 — 1844	88
1845 — 1846	75
1847 — 1849	159
1850	177
1851	147
1852	294
1853	231
1854	207
1855	118

Gaz hydrogène. (Les petits appareils domestiques pour fabriquer le) destiné à fournir au plus dix-huit becs d'éclairage, et tout gazomètre en dépendant d'une capacité de sept mètres cubes au plus.

3.ᵉ classe. — 25 mars 1838.

Inconvénients.. — Peu d'inconvénients, l'opération se faisant en petit.

S'il n'y a aucun danger pour l'extérieur, il peut en exister pour l'intérieur des habitations.

Il est prudent de n'établir le gazomètre que dans un lieu entièrement aéré.

Gaz hydrogène. Voir *Sel ammoniac extrait des eaux de condensation du gaz hydrogène.*

1.ʳᵉ classe. — 20 septembre 1828.

Inconvénients. — Odeur extrêmement désagréable quand les appareils ne sont pas parfaits.

La déperdition facile des gaz par les appareils doit engager à n'opérer que sous une hotte de cheminée ou dans un atelier surmonté d'une cheminée d'appel. Ces eaux ammoniacales ne doivent être transportées qu'en vases étanches, bien clos et tenus proprement à leur surface externe.

Gaz. (Ateliers où l'on prépare les matières grasses propres à la production du)

2.ᵉ classe. — 31 mai 1833.

Inconvénients. — Danger du feu.

Les chaudières ne doivent pas être établies dans le local où s'ouvrent les foyers et cendriers ; elles doivent être surmontées d'une hotte s'ouvrant dans la cheminée. Les ateliers et magasins rendus incombustibles ne doivent être éclairés que par des lampes de sûreté ou derrière des verres dormants.

Gélatine extraite des os. (Fabrication de la) par le moyen des acides et de l'ébullition.

3.e classe. — 9 février 1825.

Inconvénients. — Odeur assez désagréable quand les matières ne sont pas fraîches ; — buées.

Hotte recouvrant largement la chaudière et communiquant à la cheminée.
Pas d'écoulement de liquides sur la voie publique.

Générateurs à vapeur. (Voyez *Machines à vapeur.*)

Genièvre. (Distilleries de)

2.e classe. — 14 janvier 1815.

Inconvénients. — Danger du feu.

(Voyez *Distilleries.*)

Glaces. (Étamage des)

3.e classe. — 14 janvier 1815.

Inconvénients. — Pour les ouvriers seulement qui sont sujets aux tremblements des doreurs.

L'opération se faisant à froid, la volatilisation spontanée du mercure, bien que sur de grandes surfaces, peut être rendue inoffensive par une ventilation intelligente de l'atelier où ne doivent séjourner que les ouvriers indispensables à la surveillance des opérations.
Ce qui pourrait spécialement attirer l'attention de l'autorité, c'est l'extrême fatigue qui résulte du travail qu'on nomme polissage, travail dont la durée devrait être limitée et interrompue par des repos obligatoires dans tous les cas où les moyens mécaniques ne peuvent être employés exclusivement.

Goudron. (Fabrication du)

1.re classe. — 14 janvier 1815.

Inconvénients. — Très-mauvaise odeur et danger du feu.

Toutes les opérations qui se pratiquent à l'aide de goudron , y compris la distillation de la benzine , offrent les mêmes inconvénients et les mêmes dangers.

Isoler l'usine des habitations.

Séparer les couvertures des foyers et cendriers des ateliers de travail et des magasins.

Placer des manteaux au-dessus des appareils de manière à diriger les vapeurs dans des cheminées suffisamment élevées.

Construire des ateliers et des magasins incombustibles et bien ventilés.

Telles sont sommairement les précautions à prendre autant dans l'intérêt des ouvriers que dans l'intérêt public.

Ne laisser écouler aucun liquide sur le sol ni sur la voie publique , ni dans les cours d'eau , et pour cela daller en pierres dures et au bain de mortier cendré, l'aire des ateliers et magasins avec pente vers une citerne d'où les liquides sont exportés en vases clos.

Éclairer les ateliers et magasins à l'aide de lampes de sûreté ou par l'interposition de châssis à verres dormants.

Goudron. (Fabriques de) à vases clos — Étaient primitivement rangées dans la deuxième classe.

1.re classe. — 9 février 1825.

Inconvénients. — Danger du feu , fumée et un peu d'odeur.

L'isolement à cinq cents mètres des agglomérations résulte de la classification. Aération des ateliers et magasins ; disposition d'un large manteau en maçonnerie recouvrant les fourneaux et communiquant avec la cheminée par une ouverture de 30 centimètres au moins ; élévation de la cheminée à 30 mètres environ ; ouverture des foyers et cendriers en dehors de la chambre de distillation ; éclairage des ateliers et magasins à l'aide de lampes de sûreté ou par l'interposition de châssis à verres dormants, forment l'ensemble des précautions qui peuvent diminuer les dangers et les inconvénients de cette industrie.

Goudrons. (Travail en grand des) soit pour la fonte et l'épuration de ces matières, soit pour en extraire la térébenthine.

1.re classe. — 9 février 1825.

Inconvénients. — Odeur insalubre et danger du feu.

Si les appareils sont ouverts ils doivent être munis de couvercles métalliques à charnières.

Les appareils de distillation, comme les précédents, doivent être situés en dehors de l'atelier ainsi que les magasins d'huiles légères.

Voici du reste un ensemble de prescriptions sages qui peuvent s'appliquer à cette opération et à celle qui a pour objet la benzine.

N'opérer qu'en vases hermétiquement clos, diriger les gaz non condensés sous le foyer de l'appareil distillatoire.

Empêcher la propagation du feu dans l'intérieur de l'appareil à l'aide des moyens connus aujourd'hui dans l'industrie. (Soupapes hydrauliques, toiles métalliques serrées et multipliées.)

Déposer les tourilles d'huiles légères dans une cave voûtée.

Séparer les foyers de l'atelier de distillation.

Rendre la charpente incombustible.

Pourvoir l'atelier de distillation d'ouvertures suffisantes pour éviter l'accumulation des gaz.

Année.	Page.
1852	102 — 511

Graisses à feu nu. (Fonte des)

1.re classe. — 31 mai 1833.

Inconvénients. — Très-mauvaise odeur et danger du feu.

Les précautions suivantes analogues à celles indiquées pour les goudrons paraissent diminuer beaucoup les inconvénients de ces usines.

Isolement des lieux habités.

N'opérer qu'en vases fermés par un couvercle métallique à charnières et placés sous le manteau d'une cheminée qui aura trente mètres d'élévation.

Les ouvertures des foyers et cendriers seront placées en dehors des ateliers et magasins.

Le laboratoire où seront établies les chaudières sera voûté ou formé de matériaux incombustibles.

Les magasins de résines, s'il en est mélangé aux graisses, et ateliers de saponification seront séparés de l'atelier de distillation.

Le pavage des ateliers en pierres dures à la chaux hydraulique, sera établi avec pente dirigée vers un réservoir où seront reçus les liquides dont l'enlèvement aura lieu en vases clos et sans écoulement sur la voie publique.

Lorsqu'à la fonte des graisses vient s'ajouter la distillation des résines, cette opération ne doit commencer qu'après neuf heures du soir.

Les gaz non condensés doivent être dirigés sous la grille du foyer et pour empêcher la combustion de se propager dans l'appareil, on fera usage de soupapes hydrauliques, de toiles métalliques serrées ou de tout autre moyen efficace.

Années.	Page.
1847 — 1849	180
1850	193
1851	150
1852	304

Grillage des tissus de coton par le gaz. (Ateliers de)

3.ᶜ classe. — 9 février 1825.

Inconvénients. — Peu, l'opération se faisant en petit.

(Voir *Gaz hydrogène*.)

Guano. (Dépôts de)

2.ᶜ classe. — Décision ministérielle du 20 juillet 1855.

Inconvénients. — Odeurs ammoniacales.

Les lieux de dépôt doivent être exempts d'humidité, parfaitement clos. Une cheminée d'appel adaptée au plafond traversant la toiture et recouverte d'un chapeau doit dépasser le faîte des habitations du voisinage.

Année.	Page.
1855	109

Hareng. (Saurage du)

2.ᵉ classe. — 14 janvier 1815.

Inconvénients. — Mauvaise odeur.

Eloigner des habitations l'atelier de saurage, clôturer exactement cet atelier surmonté d'une cheminée d'appel dont la section peut être au besoin fermée par un registre.

Année	Page.
1854	237

Hongroyeurs.

2.ᵉ classe. — 14 janvier 1815.

Inconvénients. — Mauvaise odeur.

L'atelier doit être surmonté d'une cheminée d'appel s'élevant à deux mètres au-dessus des toits voisins. Il

sera pavé en pierres dures avec pente vers une citerne
étanche d'où les liquides seront enlevés en vases clos.

Aucune ouverture ne donnera sur la voie publique
pendant le travail.

Il ne sera brûlé aucun déchet provenant de matières
animales

Les peaux à sécher, les marchandises et les tonnes à
l'huile, ne seront jamais déposées ou exposées sur la
voie publique.

Huile de pied de bœuf. (Fabriques d') et de cornes
d'après le décret de 1810.

1.re classe. — 14 janvier 1815,

Inconvénients. — **Mauvaise odeur causée par les
résidus.**

Toute opération ayant rapport à la fonte de corps
gras à feu nu doit être interdite, à moins d'autorisation
spéciale.

L'atelier sera pavé en pierres dures, avec pente vers
une citerne étanche d'où les liquides seront emportés en
vases clos.

Les pieds de bœufs ou autres matières animales après
extraction de l'huile ne seront point accumulés, mais
livrés de suite aux industries qui les utilisent.

Le séjour ou même le dépôt de tonneaux ou de marchandises sur la voie publique doit être formellement
interdit.

Années.   Pages.
1847 — 1849...... 137
1850.............. 185

Huile de poissons. (Fabriques d')

1.re classe. — 14 janvier 1815.

Inconvénients. — Odeur désagréable et danger
du feu.

Les cuves à macération doivent être déposées sous des
hangars dont le sol sera pavé en pierres dures rejoin-

toyées à la chaux hydraulique , avec pente vers une citerne étanche d'où les liquides seront exportés en vases
clos , ou s'ils sont coulés aux égoûts , ils doivent traverser une grille serrée pour qu'il ne s'échappe aucune matière solide.

Les résidus solides seront conservés dans des citernes
ou des récipients fermés et exportés de même en vases
clos. ·

Les chaudières seront couvertes d'un large manteau
portant les émanations dans la cheminée qui aura quinze
mètres au moins. L'ouverture des foyers et cendriers sera
en dehors de l'atelier: celui-ci sera aussi pavé en pierres
dures , il n'aura aucune ouverture sur la voie publique ou
sur le voisinage.

L'industriel doit justifier qu'il possède une quantité
d'eau suffisante au nettoyage de ses ateliers.

Huile de foie de morue. (Extraction d') Voir *Huile de poissons*.

1.re classe.

Le local où se fait l'extraction d'huile de foie de
morue et spécialement la mise en baril des résidus solides
ou liquides , doit être entièrement clos. Une vaste hotte
centrale , surmontée d'un conduit dont la hauteur aura
cinq mètres d'élévation de plus que les toits voisins , doit
être établie au-dessus de l'atelier dont les murs seront
percés dans le bas de nombreuses ouvertures , pour
assurer une bonne ventilation.

L'aire des magasins , hangars et cours , doit être
pavé en pierres dures , bien jointives et scellées au
ciment, mortier de cendrée , sur un lit épais de cette
matière. Des pentes bien ménagées , d'au moins deux
centimètres par mètre , mèneront les eaux et autres
matières qui pourraient se répandre pendant le travail au
centre de l'atelier où elles seront reçues dans un réservoir pour être recueillies et embarillées. Ce réservoir, de
la capacité d'un hectolitre , aura à sa partie latérale , à

30 centimètres du fond , une ouverture de 0,10 de diamètre qui restera hermétiquement fermée pendant la fabrication et la vidange des tonneaux , et qui ne sera ouverte que pour livrer passage aux eaux de lavage qui se
rendront par un conduit souterrain , maçonné, dans
l'égoût. Les murs séparant les propriétés voisines seront
revêtus d'un contre-mur en pierres dures , fondé à 40
centimètres au-dessous du pavement avec lequel il for-
mera corps , et élevé de 1 mètre 50 centimètres au-dessus
de ce pavement ; il ne pourra être employé à la confection
de ce contre-mur que du ciment de cendrée. — Le péti-
tionnaire doit justifier qu'il peut disposer en tout temps et
en toute saison , d'une quantité d'eau de puits ou de citerne , suffisante aux fréquents lavages qu'exigent les
opérations et l'assainissement des lieux où elles se pratiquent. Sous aucun prétexte , il ne sera établi dans l'a-
telier ni fourneau ni cheminée à faire feu ; les opérations
doivent se faire à froid, (dans les villes et près des lieux
habités). Immédiatement après l'extraction de l'huile , les
résidus solides et liquides , mis en barils, hermétiquement fermés , seront évacués de la fabrique sans y faire
aucun séjour.

Années.	Pages.
1836 — 1837	85
1843 — 1844	73
1845 — 1846	52
1849 — 184.	144
1852	305

Huile de térébenthine et huile d'aspic. (Distillation en grand de l')

1.re classe. — 14 janvier 1815.

Inconvénients. — Danger du feu et odeur désagréable.

Les appareils doivent être surmontés d'un large manteau ou disposés dans un atelier dont la partie supérieure
se termine par une cheminée d'appel s'élevant à trente

mètres au-dessus du sol. Les foyers et cendriers doivent s'ouvrir en dehors de l'atelier de distillation.

L'éclairage artificiel des ateliers et magasins ne doit être opéré que derrière des châssis à verre-dormant, ou à l'aide de lampes de sûreté.

Les ateliers et magasins doivent être d'ailleurs construits en matériaux incombustibles.

Huile de térébenthine et autres huiles essentielles. (Dépôts d') doivent être isolées de toute habitation.

2.e classe. — 9 février 1825.

Inconvénients. — Danger du feu d'autant plus grand que l'huile peut se volatiliser dans les magasins et que l'approche d'une lumière détermine l'inflammation.

(Voir l'article précédent.)

Huile épaisse à l'usage des tanneurs. (Fabriques d') (Voir *Dégras.*)

1.re classe. — 9 février 1825.

Inconvénients. — Odeur très-désagréable et danger d'incendie.

Huile. (Extraction de l') et des autres corps gras contenus dans les eaux savonneuses des fabriques.

2.e classe. — 20 septembre 1828.

Inconvénients. — Mauvaise odeur et danger du feu; écoulement d'eaux sujettes à décomposition.

Le traitement à froid des eaux savonneuses a remplacé presque partout la manipulation à chaud. Cependant l'agitation produite afin d'opérer un mélange complet de l'acide, donne encore lieu à un dégagement d'odeurs désagréables.

Cette odeur est très-fétide au moment ou l'on décante lentement les cuves en donnant issue aux eaux vannes.

Aussi est-il convenable que les cuves soient situées dans un atelier fermé et surmonté d'une haute cheminée, que les eaux, avant leur expulsion, soient reçues dans un bassin de dépôt établi suivant les dispositions indiquées aux *eaux insalubres ;* néanmoins ces eaux restent encore acides, et si elles rencontrent dans leur course des matières décomposables elles en activent la putréfaction. Aussi serait-il important de les traiter par la chaux avant leur sortie de l'usine.

L'atelier des presses et des autres opérations doit être pavé en pierres dures, cimentées à la chaux hydraulique avec pente vers un réservoir étanche.

Cet atelier, sans autre ouverture que la porte ou des ouvraux près du sol, sera surmonté d'une haute cheminée d'appel.

Années.	Pages.
1836 — 1837........	6
1838 — 1840.......	33
1841 — 1842......	80
1843 — 1844......	76
1850....	137
1852.............	104 — 264
1854.............	145

Huile. (Fabriques d') (Voir *Moulins à huile.)*

Huiles. (Épuration des) au moyen de l'acide sulfurique.

2.ᵉ classe. — 14 janvier 1815.

Inconvénients. — Danger du feu et mauvaise odeur produite par les eaux d'épuration.

Le traitement à chaud des huiles végétales soit par les acides, soit par les eaux de chaux quand on saponifie les résidus de la première opération, peut être rendu supportable pour le voisinage, si les chaudières sont surmontées d'un chapeau en forme d'entonnoir conduisant les vapeurs odorantes dans la cheminée ; si celle-ci a une hauteur suffisante au-dessus des toits voisins ; si les eaux de lavage , de décantation et autres ne s'écoulent jamais sur la voie publique, mais sont conduites à l'égoût par un aqueduc.

Lorsque le traitement se fait à froid , comme cela se pratique le plus ordinairement , la dernière prescription existe seule.

Huiles de lin. (Cuisson des)

1.re classe. — 31 mai 1833.

Inconvénients. — Odeur très désagréable et danger du feu.

Cette cuisson qui s'effectue chez tous les peintres et les marchands de couleur, sans autorisation , n'entraîne pas beaucoup d'inconvénients. Si elle se faisait en grand il faudrait recouvrir la chaudière d'un large manteau en rapport avec la cheminée ; élever celle-ci à deux mètres au-dessus des toits avoisinants et faire ouvrir le foyer en dehors de la chambre où se ferait l'opération.

Huile rousse. (Fabriques d') extraite des cretons et débris de graisse à une haute température.

1.re classe. — 14 janvier 1815.

Inconvénients. — Odeur très-désagréable et danger d'incendie.

Etablir les chaudières sous un large manteau de cheminée s'élevant à vingt mètres au moins.

Les fermer facultativement à l'aide d'un couvercle métallique à charnières.

Ouvrir les foyers et cendriers derrière un mur qui les sépare des chaudières.

Rendre incombustibles toutes les parties des ateliers et

magasins dont le pavage en pierres dures doit s'opposer à toute infiltration dans le sol.

Aucun dépôt de marchandises ou de tonnes ayant servi ne peut être effectué sur la voie publique.

Année.	Page.
1845 — 1846......	81

Hydrophobie.

Sans entrer dans une série d'indications. hypothétiques encore, soit comme préventives soit comme médicatrices, disons que la circulation des chiens non muselés et tenus en leste, devrait être rigoureusement interdite du 1.er juin à la fin de septembre.

Que dans le cas de morsure suspecte, la ligature au-dessus de la plaie et la cautérisation immédiate et profonde, sont les moyens les plus rationnels à employer. Les sudorifiques puissants (l'eau de Luce par exemple), viennent en aide aux premiers.

Années.	Pages.
1852.............	306
1853.............	236
1854.............	208

Indigoteries.

2.e classe. — 14 janvier 1815.

Cet art qu'on avait essayé en France, n'y existe plus, ou si l'extraction de l'indigo du polygonum tinctorium se pratique encore, l'opération n'a pas soulevé de plaintes qui aient appelé l'attention

Années.	Pages.
1851.............	434
1852.............	63

Impression et peinture sur toiles vernies.

Non classées.

Cette opération bien distincte de la fabrication des vernis et toiles vernies, ne consiste qu'à appliquer l'impression et vernir ensuite. Elle peut faire partie de la 2.e classe; mais comme elle craint la poussière et que la dessiccation se fait à l'air libre, elle doit tendre à s'éloigner des lieux habités.

Laine. (Voir *Battage.*)

3.e classe. — 31 mai 1833.

Inconvénients. — Bruit et poussière fétide ou insalubre.

Laques. (Fabrication des)

3.e classe. — 14 janvier 1815.

Inconvénients. — Très-peu.

Les eaux alcalines qui ont servi à la dissolution des matières colorantes ne doivent s'écouler que limpides et neutres et être portées à l'égoût.

Les matières résineuses, s'il en existe dans l'usine, doivent être emmagasinées de manière à éviter les incendies.

Lard. (Ateliers à enfumer le)

2.e classe. — 14 janvier 1815.

Inconvénients. — Odeur et fumée.

Dans le Nord ce n'est point une industrie spéciale et chaque ménage de la campagne enfume ses provisions en les plaçant dans l'intérieur des cheminées ouvertes où l'on brûle le bois.

Un établissement qui aurait cette destination devrait élever la cheminée à 2 mètres au moins au dessus des toits voisins, sauf à en diminuer le tirage à l'aide d'un registre. Aucune ouverture ne devrait, pendant le travail, laisser répandre la fumée sur la voie publique.

Latrines.

Bien que les latrines ne soient point classées et ne soient soumises à aucune réglementation, elles ont une telle importance au point de vue de l'hygiène publique et privée que nous pensons devoir leur consacrer quelques mots.

Les latrines peuvent être disposées au sein même des habitations si elles sont construites avec intelligence. L'Angleterre, sous le nom de *water closet*, possède dans presque toutes les maisons des cabinets inodores dont l'orifice est exactement fermé par l'eau qu'un robinet y amène et qui lave en même temps la cuvette.

Dans les habitations où l'on redoute la dépense d'un pareil système, on peut encore se débarrasser des odeurs au moyen d'un tuyau d'appel placé sous le siège et se rendant à une cheminée de foyer en activité habituelle.

Il n'est pas sans intérêt de savoir qu'une dissolution de sulfate de fer (ou couperose verte) qui se vend à très-bas prix, désinfecte immédiatement et complètement les vases, les citernes dans lesquels on projette avec soin cette dissolution en proportion convenable à l'étendue des surfaces.

Dans plusieurs villes du Nord, les citernes ont peu de capacité et doivent être vidées plus souvent ce qui s'accommode aux exigences de l'agriculture ; l'opération de la vidange est alors infiniment moins désagréable et l'odeur moins tenace que dans les conditions de vidanges à époques très-éloignées. Mais dans l'un comme dans l'autre cas, il serait convenable de n'opérer qu'à l'aide de pompes, de n'employer que des vases hermétiquement fermés au transport de ces matières à travers les villes et d'exiger que leur surface externe soit tenue proprement.

Nous nous bornerons ici à ces quelques données qui seraient ailleurs susceptibles d'un grand développement.

Lavage et séchage d'éponges. (Etablissements de) (Voir *Eponges.*)

2.e classe. — 27 janvier 1837.

Inconvénients. — Mauvaise odeur produite par les eaux qui s'en écoulent.

Lavoirs des blanchisseurs de profession, (V. *Buanderies*)

2.e et 3.e classe. — 5 novembre 1826.

Lavoirs à laine. (Établissement des)

Voir : { *Battage de la laine.* *Déchets de fil.*

3.e classe. — 9 février 1825.

NOTA. Doivent être placés sur les rivières et ruisseaux, au dessous des villes et villages.

Lin. (Rouissage du) (Voir *Routoirs.*)

1.re classe. — 5 novembre 1826.

Liqueurs. (Fabrication des) (Voir *Absinthe, Distilleries.*)

2.e classe. — 15 janvier 1815.

Inconvénients. — Danger du feu.

Litharge. (Fabrication de la)

1.re classe. — 14 janvier 1815.

Inconvénients. — Exhalaisons dangereuses.

Les creusets destinés à la fonte au contact de l'air bien qu'à une base température, doivent être surmontés d'une voûte conduisant les émanations dans un chenal de 1 mètre 50 de hauteur, 30 cent. de largeur sur une longueur de 4 mètres et se rendant à une cheminée en poterie de 15 mètres de hauteur.

La coulée dans les vases de refroidissement doit se faire sous un large manteau d'une cheminée élevée à 45 mètres au moins.

Lustrage des peaux.

3.ᵉ classe. — 5 novembre 1826.

Inconvénients. — Très-peu.

Le lustrage au cylindre n'offre aucun inconvénient.

L'opération faite à la brosse peut soulever de la poussière alumineuse ou autre, qu'il est bon de ne diriger que sur la propriété même de l'industriel et jamais sur la voie publique ou sur le voisinage.

Machines et chaudières à haute pression, c'est-à-dire celles dans lesquelles la force élastique de la vapeur fait équilibre à plus de 2 atmosphères, lors même qu'elles brûleraient complètement leur fumée.

2.ᵉ classe. — 29 octobre 1823 et 25 mars 1830.

Inconvénients. — Fumée, attendu qu'il n'y en a jusqu'à présent aucune qui la brûle complètement; — danger d'explosion des chaudières.

La surveillance, les épreuves des machines à vapeur et leurs dispositions en ce qui concerne les dangers d'explosion et d'incendie, rentrent plus spécialement dans les attributions de MM. les Ingénieurs des Mines; nous croyons ne pas devoir nous y arrêter longuement, ces matières faisant l'objet d'une réglementation toute spéciale. Nous donnons ci-après in extenso, l'instruction ministérielle du 23 juillet 1843, car elle offre d'autant plus d'intérêt que des accidents répétés récemment prouvent à la fois l'incurie et l'incapacité chez ceux qui en font usage et qui compromettent ainsi la sécurité et la fortune publique.

§ 1.er

Observations générales..

« L'emploi des chaudières à vapeur exige une
» surveillance exacte de la part des propriétaires de
» ces appareils, des précautions constantes et une atten-
» tion soutenue de la part des ouvriers chauffeurs et
» mécaniciens.

»Le propriétaire ne doit confier la conduite de la chau-
» dière qu'à des ouvriers d'une conduite régulière, sobres
» attentifs et expérimentés. Il est civilement responsable
» des amendes et dommages et intérêts auxquels ses ou-
» vriers seraient condamnés en cas de contravention.

» Le chauffeur doit connaître les précautions à prendre
» dans la conduite du feu, les soins nécessaires à la
» conservation et au bon entretien de la chaudière, les
» circonstances qui peuvent amener les dangers d'explo-
» sion, l'usage de chacun des appareils de sûreté dont
» la chaudière est pourvue. Lorsque l'un de ces appareils
» vient à se déranger, le chauffeur doit le remettre en
» ordre, ou bien prévenir le propriétaire de la chau-
» dière pour qu'il le fasse immédiatement remplacer ou
» réparer.

§ 2.

Du foyer et de la conduite du feu.

» Le feu doit être conduit d'une manière égale, afin
» d'éviter une augmentation de chaleur trop brusque ou
» un refroidissement trop rapide. Dans l'un et l'autre
» cas, les parties de la chaudière exposées à l'action
» du feu éprouveraient des dilatations inégales, qui
» pourraient occasionner des déchirures ou des fuites
» d'eau entre les feuilles de tôle assemblées par des
» rivets.

» La mise en feu ne doit donc pas être poussée avec
» trop de vivacité, surtout lorsque le foyer a été tout-à-
» fait refroidi. Quand le feu est arrivé au degré d'activité

» convenable, on doit charger le combustible sur la
» grille, à des intervalles réguliers et par quantités
» à peu près égales.

» Si la chaudière, par suite d'une interruption mo-
» mentanée du travail ou de toute autre cause, doit ces-
» ser de fournir de la vapeur, le chauffeur fermera
» d'abord le registre de la cheminée et ouvrira immé-
» diatement après les portes du foyer.

» Si l'interruption se prolonge, il devra en outre re-
» tirer le combustible de dessus la grille. Si, malgré ces
» précautions, la tension de la vapeur augmente au point
» de faire lever les soupapes de sûreté, il soulèvera un
» peu l'une d'elles et la maintiendra dans cette position
» pour donner à la vapeur une libre issue, jusqu'à ce
» que le mercure soit descendu dans le manomètre au-
» dessous du niveau auquel il se tient habituellement.
» Un chauffeur qui, dans ces circonstances, calerait ou
» surchargerait les soupapes pour les empêcher de s'ou-
» vrir, exposerait la chaudière à une explosion, comme
» on en a eu plusieurs exemples.

» Vers la fin de la journée, le chauffeur, voyant ap-
» procher l'heure où le jeu de la machine doit être défi-
» nitivement suspendu, diminuera d'avance les charges
» de combustible, de façon à maintenir seulement la
» vapeur au degré de tension strictement nécessaire, et
» à atteindre la fin de la journée avec une petite quan-
» tité de combustible sur la grille. Au moment de la sus-
» pension du travail, il couvrira les derniers restes de
» combustible avec des cendres, fermera ensuite le re-
» gistre de la cheminée et les portes du foyer, et ne
» quittera la chaudière qu'après s'être assuré que la
» pression de la vapeur, accusée par le manomètre,
» continue de diminuer. S'il restait par hasard, au mo-
» ment de la suspension du travail, beaucoup de com-
» bustible sur la grille, le chauffeur devrait en retirer la
» plus grande partie, avec les précautions indiquées pour
» le cas d'une suspension accidentelle prolongée.

» Lors de la mise en feu, le chauffeur commencera

6*

» par ouvrir le registre de la cheminée , ouvrira ensuite
» les portes du foyer , tisera , découvrira le feu, et char -
» gera du combustible frais sur la grille.

§ 3.

De la chaudière.

» On doit éviter avec le plus grand soin de pousser la
» combustion avec une activité extrême ;
 » D'alimenter avec des eaux contenant des substances
» capables d'attaquer le métal de la chaudière.
 » De laisser s'accumuler les dépôts terreux ou se for-
» mer des dépôts incrustants ou *tartres* adhérents aux
» parois de la chaudière.
 » Les constructeurs donnent à la grille et à la surface
» de chauffe d'une chaudière des dimensions en rapport
» avec la quantité d'eau qui doit être réduite en vapeur
» par heure. Quand l'appareil est une fois monté , on
» cherche quelquefois à augmenter la production de va-
» peur en poussant la combustion avec une extrême ac-
» tivité. Les résultats de cette pratique sont toujours
» une consommation de combustible en disproportion avec
» la quantité d'eau vaporisée , et l'usure rapide des pa-
» rois de la chaudière exposées directement à l'action du
» feu.
 » Cette usure se manifeste par les écailles d'oxyde de
» fer , ou rouille , qui se détachent de la surface externe
» des parois , et finalement par des gonflements de la
» tôle. On dit alors que la chaudière à eu *un coup de
» feu.* La solidité d'une chaudière ainsi détériorée est
» beaucoup diminuée ; elle doit être , par conséquent ,
» réparée sans retard , ou du moins visitée avec beau-
» coup de soin , pour qu'on puisse reconnaître la gravité
» du mal. L'alimentation avec des eaux contenant des
» substances acides ou salines , susceptibles d'attaquer
» le métal des chaudières , telles que les eaux extraites
» de certains puits de mines ou de carrières , est pro-
» hibée , à moins que · les propriétés corrosives de ces

» eaux ne soient neutralisées par des moyens reconnus
» efficaces par l'administration.

» Les eaux même les plus pures déposent , en passant
» à l'état de vapeur , des sédiments terreux qu'il ne faut
» jamais laisser s'accumuler dans les chaudières. Ces sé-
» diments , surtout quand les eaux contiennent des sels
» calcaires , se prennent ordinairement en masses dures
» ou pierreuses , qui se fixent sur les parois des chau-
» dières et y adhèrent si fortement qu'on ne peut les en
» détacher qu'à coups de ciseau et de marteau ; ils s'at-
» tachent principalement aux parties inférieures des pa-
» rois qui sont exposées directement à l'action de la
» flamme, ils rendent plus difficile et plus lente la trans-
» mission de la chaleur du foyer à l'eau contenue dans
» la chaudière , et occasionnent un accroissement de dé-
» pense de combustible , en même temps que l'usure ra-
» pide de la chaudière dans la partie exposée à l'action
» de la flamme. Les effets des dépôts incrustants sont
» ainsi les mêmes que ceux d'une combustion poussée
» avec trop d'activité. On a reconnu par l'expérience
» qu'on prévenait l'endurcissement des sédiments en
» masses pierreuses , en ajoutant à l'eau d'alimentation
» certaines matières tinctoriales de nature végétale, telles
» que celle qui est fournie par le bois de campêche. On
» versera donc une teinture de ce genre dans la bâche
» alimentaire , de manière à ce que les eaux soient con-
» stamment colorées ; si la température de ces eaux est
» suffisamment élevée , il suffira de mettre dans la bâche
» un sac de toile renfermant du bois de campêche réduit
» en poudre fine, que l'on renouvellera quand la matière
» colorante sera épuisée ; enfin , on pourra aussi jeter
» dans la chaudière de la poudre de bois de campêche.
» Ces précautions ne dispenseront pas de nettoyer la
» chaudière des sédiments vaseux qu'elle contiendra ,
» après un temps de service qui dépendra du degré de
» pureté des eaux et que l'expérience déterminera.

» Le chauffeur, en nettoyant la chaudière , aura
» soin de n'y laisser aucun corps solide , tels que outils.

» chiffons , éponges , etc.; l'expérience a montré que ces
» corps , en se fixant sur un point des parois , pourraient
» y déterminer l'accumulation des dépôts, et donner
» lieu ainsi à la destruction de la chaudière.

» Si un chauffeur s'apercevait que la chaudière , en
» raison de sa forme , ne peut pas être nettoyée complè-
» tement et à fond, il devrait en prévenir le propriétaire.
» Le tuyau qui amène les eaux alimentaires ne doit pas
» déboucher près des points de la chaudière qui sont
» exposées extérieurement à l'action directe du feu , sur-
» tout quand les chaudières ont une grande épaisseur.

» Lorsqu'on s'aperçoit d'une fuite entre les bords d'un
» plateau de fermeture en fonte et les collets sur lesquels
» il est appuyé , on ne doit point essayer d'y pourvoir
» pendant le travail , en serrant les écrous ; on courrait
» le risque d'occasionner la rupture du plateau , et si
» elle arrivait , l'ouvrier serait tué par les éclats ou
» brûlé par l'eau et la vapeur. Ces sortes de fuites ne
» doivent être réparées que lorsque le travail a cessé.

» Le chauffeur doit dénoncer au propriétaire les moin-
» dres déchirures ou avaries qu'il remarque , et , à plus
» forte raison , le prévenir des avaries plus apparentes ,
» telles que les *coups de feu*.

» Le propriétaire doit vérifier très-fréquemment l'état
» de la chaudière , faire faire , sans délai, les réparations
» nécessaires ; il doit , de plus , donner avis de ces ré-
» parations au préfet , afin que la chaudière soit de nou-
» veau visitée par l'ingénieur chargé du service des
» appareils à vapeur, et soumise , après les réparations ,
» à la pression d'épreuve prescrite par les règlements.

§ 4.

Des soupapes de sûreté.

» Les soupapes de sûreté sont un accessoire indispen-
» sable de toute chaudière à vapeur.

» Chaque soupape de sûreté doit être chargée par
» un poids unique , qui agit ordinairement par l'inter-

» médiaire d'un levier. Les poids et les longueurs des
» bras des leviers sont fixés par l'arrêté d'autorisation.

» Un chauffeur qui se permettrait de surcharger une
» soupape par une augmentation, soit du poids, soit de
» la longueur du bras du levier, ou de la caler pour en
» arrêter le jeu, mettrait la chaudière en danger d'ex-
» plosion.

» Lorsque les soupapes ne sont pas bien ajustées, il
» arrive souvent qu'après s'être soulevées, elles ne se
» referment pas complètement, et laissent perdre de la
» vapeur sous une pression inférieure à celle qui corres-
» pond à leur charge. Il suffit, le plus ordinairement,
» d'appuyer avec la main sur la soupape pour la fermer
» et faire cesser toute fuite de vapeur. Si la soupape
» continuait à perdre, ce serait une preuve qu'elle ne
» porte pas bien sur son siège, et que, en conséquence,
» elle a besoin d'être nettoyée et rodée de nouveau.

» Dans aucun cas le chauffeur ne doit augmenter la
» charge des soupapes.

§ 5.

Du Manomètre.

» Le manomètre indique, à chaque instant, la tension
» exacte de la vapeur dans la chaudière, et les varia-
» tions de cette tension quand elle n'est point constante.

« Cet instrument est le véritable guide du chauffeur
» dans la conduite du feu.

» Les manomètres seront désormais ouverts à l'air
» libre, sauf pour les chaudières qui seraient timbrées à
» plus de 5 atmosphères. Les tubes qui contiennent la
» colonne de mercure sont en verre ou en fer, dans ce
» dernier cas la hauteur de la colonne de mercure dans
» l'instrument et la pression correspondante de la va-
» peur, sont accusées par un index lié par un cordon à
» un flotteur qui suit la colonne de mercure. Le tuyau
» qui conduit la vapeur au manomètre doit être adapté
» au corps même de la chaudière. Ce tuyau est habitu-

» ellement muni d'un robinet qui permet d'ouvrir ou d'in-
» tercepter la communication entre le manomètre et la
» chaudière, mais qui doit être constamment ouvert
» quand la chaudière est en activité. On le ferme quel-
» quefois quand la chaudière n'est pas en feu, quoique
» cela soit inutile lorsque les manomètres sont bien
» disposés.

» Le chauffeur doit se garder d'ouvrir brusquement
» ce robinet, soit pendant que la chaudière est en pleine
» activité, soit lorsqu'elle est arrêtée depuis quelque
» temps. Dans le premier cas, l'ascension du mercure,
» produite par la pression subite de la vapeur, pourrait
» projeter tout ou partie du mercure de l'instrument hors
» du tube : dans le second cas, si un vide existait dans
» la chaudière, la pression subite de l'air pourrait déter-
» miner le passage du mercure dans le tuyau de commu-
» nication, et dans la chaudière même.

§ 6.

De la pompe alimentaire et des indicateurs du niveau de l'eau.

» Il est de la plus haute importance que le niveau de
» l'eau soit maintenu dans la chaudière à une hauteur à
» peu près constante, et toujours supérieure aux con-
» duits ou carneaux de la flamme et de la fumée.

» Le chauffeur doit encore examiner très-fréquemment
» les appareils qui accusent le niveau de l'eau dans l'in-
» térieur de la chaudière, et régler d'après leurs indi-
» cations la quantité d'eau alimentaire.

» Les appareils indicateurs du niveau de l'eau sont :
» le flotteur ; le tube indicateur en verre, ou des robinets
» indicateurs convenablement placés à des niveaux dif-
» férents.

» Le chauffeur vérifiera fréquemment la mobilité et le
» bon état du flotteur, quand la chaudière sera pourvue
» de cet appareil.

» Il tiendra les conduits du tube indicateur en verre ;

» libres d'obstructions et le tube lui-même bien net ;
» quand il sera fait usage de cet appareil, il devra pré-
» venir le propriétaire, et faire réformer le tube en verre
» quand sa transparence sera altérée,
» Une ligne tracée d'une manière très-apparente sur
» l'échelle du tube indicateur ou sur une règle placée
» près du flotteur indique le niveau au-dessous duquel
» l'eau ne doit pas descendre dans la chaudière.
» Le chauffeur fera jouer souvent les robinets indica-
» teurs étagés, quand il en sera fait usage.
» L'alimentation est entretenue au moyen de pompes
» mues par la machine à vapeur, ou de pompes à bras,
» ou de retour d'eau, ou d'appareils alimentaires à jeu
» de vapeur. Quand l'alimentation est faite par une
» pompe mue par la machine, elle peut être continue ou
» intermittente ; si elle est continue (et il serait à dé-
» sirer qu'elle le fût toujours), la pompe n'en doit pas
» moins fournir plus d'eau qu'il n'en faut pour remplacer
» celle qui est dépensée en vapeur par coup de piston de
» la machine. Un branchement adapté au tuyau ali-
» mentaire et muni d'un robinet de décharge, sert à ré-
» gler la quantité d'eau foulée par la pompe qui doit
» entrer dans la chaudière, tandis que le surplus retourne
» à la bâche. Le chauffeur règle d'ailleurs à la main
» l'ouverture du robinet, de manière à ce que le niveau
» de l'eau, accusé par les indicateurs, demeure inva-
» riable.
» Lorsque l'alimentation est intermittente, en raison
» de ce qu'elle est effectuée, soit par une pompe qui n'est
» pas munie de robinet de décharge, soit par une pompe
» mue à bras, soit par un retour d'eau ou autre appareil
» alimentaire à jeu de vapeur, le chauffeur doit avoir
» soin de faire jouer l'appareil alimentaire avant que l'eau
» ne soit descendue jusqu'au niveau indiqué par la ligne
» fixe tracée extérieurement sur la monture du tube indi-
» cateur ou près du flotteur.
» Dans quelques cas, l'alimentation est régularisée
» par un mécanisme particulier mû par un flotteur. Cela

» ne saurait dispenser le chauffeur de fixer son attention
» sur les indicateurs du niveau , par la raison que le
» mécanisme , quelque bien construit qu'il soit , peut se
» déranger et pourrait être ainsi plus nuisible qu'utile ,
» si le chauffeur se croyait déchargé par là de l'attention
» dont il ne doit jamais se départir.

 » Un dérangement qui serait survenu dans l'appareil
» alimentaire , se manifestera aux yeux d'un chauffeur
» attentif , bien avant qu'il ait pu donner lieu à un ac-
» cident. Ce dérangement reconnu , le chauffeur doit re-
» mettre l'appareil en ordre , en arrêtant , au besoin , le
» jeu de la machine. En agissant autrement , il mettrait
» la machine en danger.

 » Si , malgré toutes les précautions indiquées ci-dessus,
» le chauffeur , trompé par des appareils indicateurs qui
» seraient défectueux à son insu , venait à reconnaître
» que l'eau est descendue accidentellement dans la chau-
» dière , au-dessous du niveau supérieur des carneaux ,
» il devrait fermer le registre de la cheminée , ouvrir les
» portes du foyer , afin de ralentir l'activité de la com-
» bustion et de faire tomber la flamme ; il se garderait de
» soulever les soupapes de sûreté , et maintiendrait les
» portes du foyer ouvertes , jusqu'à ce que le jeu de
» l'appareil alimentaire eût fait remonter l'eau dans la
» chaudière à son niveau habituel.

§ 7.

Du flotteur d'alarme.

 » Le flotteur d'alarme est destiné à prévenir par un
» bruit aigu , un chauffeur qui n'aurait pas donné l'atten-
» tion convenable à la conduite de la chaudière , que
» l'eau est descendue jusque tout près du niveau des
» carneaux. Le chauffeur , averti par le bruit du flotteur
» d'alarme , doit , avant tout , examiner les indicateurs
» du niveau de l'eau ; si ces appareils indiquent que
» l'eau n'est pas encore descendue dans la chaudière ,
» au-dessous du niveau supérieur des carneaux , il doit

» pourvoir immédiatement à l'alimentation. **Mais si le**
» flotteur d'alarme avait fonctionné tardivement, et que
» l'eau fût descendue trop bas, le chauffeur devrait
» suivre les indications contenues à la fin du paragraphe
» précédent.

» Le flotteur d'alarme ne doit fonctionner que rare-
» ment, puisqu'il est destiné à avertir d'une circon-
» stance qui n'a pu arriver que par la négligence du
» chauffeur. Celui-ci doit vérifier chaque jour s'il est en
» bon état, et si son jeu n'est pas entravé par des corps
» solides qui boucheraient l'issue de la vapeur, ou par
» toute autre cause.

» Le propriétaire doit aussi vérifier fréquemment par
» lui-même si cet appareil fonctionne bien.

§ 8.
Du local de la chaudière.

» Le chauffeur doit maintenir le local de la chaudière
» libre d'objets encombrants qui gêneraient le service et
» pourraient aggraver les suites d'une explosion.

» La chaudière, si elle est enveloppée sur le dôme, ne
» doit être revêtue que de matériaux légers, et, autant
» que possible, incohérents, tels que des cendres, de
» la terre tamisée ou des briques très-légères.

» Le propriétaire et le chauffeur doivent veiller à ce
» que le local soit tenu fermé pendant les heures où le
» travail est suspendu, et à ce qu'il ne serve pas de
» passage et encore moins d'atelier aux ouvriers pendant
» les heures du travail, à moins d'une autorisation
» spéciale du Préfet. »
Paris, le 22 juillet 1843.

Le Ministre Secrétaire-d'Etat des Travaux publics,

J.-B. TESTE.

En dehors de ces prescriptions nous croyons devoir
faire remarquer : que la combustion complète de la fumée,

que la hauteur des cheminées, préviennent les noirets ou en atténuent les inconvénients ; que la direction des eaux de condensation doit être l'objet d'une surveillance active, jusqu'à ce qu'une réglementation nouvelle vienne statuer sur les prises d'eau dans le sein de la terre.

Années.	Pages.
1828 etc	16
1836 — 1837.......	80 — 85
1838 — 1840......	54 — 56
1841 — 1842	90
1843 — 1844... ..	340 — 95
1845 — 1846.......	27 — 83
1847 — 1849.......	190
1851...............	13 — 127
1853...............	241
1854...............	38

Machines et chaudières à basse pression, c'est-à-dire fonctionnant à moins de 2 atmosphères, brûlant ou non la fumée. (Voir l'article précédent.)

3.e classe. — 29 octobre 1823 et 25 mars 1830.

Inconvénients. -- Fumée et danger d'explosion.

Magasins à Poudre.

Non classés.

Par une anomalie singulière, l'ordonnance du 25 juin 1823 qui a statué sur la classification des fabriques de poudre, est restée muette en ce qui concerne les magasins à poudre, dont le voisinage est un danger imminent pour les populations des villes fortes dans l'enceinte desquelles ils viennent s'établir.

Années.	Page.
1843 — 1844..... ..	79

Maroquiniers.

2.ᵉ classe. — 14 janvier 1815.

Inconvénients. — Mauvaise odeur.

L'atelier, sans ouverture sur la voie publique, sera surmonté d'une cheminée d'appel.

Si l'on y pratique une partie des opérations qui nécessitent l'emploi de bains alcalins ou astringents, les eaux reçues dans une citerne étanche seront exportées en vases clos.

Aucun dépôt de marchandises ou de tonneaux ne doit être effectué sur la voie publique.

Massicot. (Fabrication du), première préparation du plomb pour le convertir en minium.

1.ʳᵉ classe. — 14 janvier 1815.

Inconvénients. — Exhalaisons dangereuses.

(Voir *Litharge.*)

Mastics. (Voir *Ardoises artificielles et mastics de différents genres.*)

3.ᵉ classe. — 20 septembre 1828.

Inconvénients. — Odeur désagréable ; — danger du feu.

Mégissier.

2.ᵉ classe. — 14 janvier 1815.

Inconvénients. — Mauvaise odeur.

Proscrire toute opération d'écarrissage.

Plonger dans l'eau de chaux ou autre liquide devant les rendre imputrescibles toutes les peaux, immédiatement après leur entrée dans l'usine.

Paver l'atelier en pierres dures cimentées à la chaux hydraulique.

Conserver jusqu'à leur enlèvement en une citerne
étanche, les jus des pleins et eaux de lavage. Ne les faire
écouler par un aqueduc conduisant à l'égoût qu'après
filtration à travers une couche de tannée, et jamais sur
la voie publique, ni dans les cours d'eau sur lesquels des
riverains peuvent avoir des droits qui viendraient à en
souffrir.

Années	Pages.
1836 — 1837.......	90
1838 — 1840.......	57
1847 — 1849.......	190
1851......	337
1855........	141

Ménageries.

1.re classe. — 14 janvier 1815.

Inconvénients. — Danger de voir les animaux
s'échapper des cages.

La police locale doit s'assurer par elle-même et par
experts que les précautions nécessaires ont été prises pour
la solidité des moyens contentifs et pour que le public
admis à visiter les animaux ne puisse en recevoir aucune
atteinte.

Il convient généralement que les cages s'ouvrent dans
une galerie servant de corridor et construite avec les
mêmes précautions que les cages elles-mêmes.

Minium. (Fabrication du) Préparation de plomb pour
les potiers, les faïenciers, fabricants de cristaux, etc.

1.re classe. — 14 janvier 1815.

Inconvénients. — Exhalaisons moins dangereuses
que celles du massicot.

Les ouvertures des chauffes et de la sole où l'on élève
la température du massicot doivent donner sous le man-

teau d'une cheminée portée à une certaine hauteur au-
dessus des toits. L'ouverture supérieure du fourneau doit
être mise en communication avec un chenal horizontal de
1 mètre 30 centimètres de longueur sur 0 mètre 30 centimètres de largeur et 1 mètre 20 centimètres de hauteur,
avant de se rendre à la cheminée destinée au tirage.

Les ouvriers doivent prendre d'ailleurs les précautions
indiquées à l'article céruse.

Moulins à broyer le plâtre, la chaux et les cailloux.

2.ᵉ classe. — 9 février 1825.

Inconvénients. — Bruit. Ce travail étant fait par la
voie sèche, a des inconvénients graves pour la
santé des ouvriers, et même un peu pour le
voisinage.

Nota. — Le broiement des cailloux pourrait se faire par la
voie humide.

Le travail peut se faire sous un hangar au fond d'une
cour. S'il est exécuté en atelier fermé, aucune ouverture
ne doit donner sur la voie publique et la ventilation doit
s'exercer de manière à éloigner la poussière des ouvriers.

Moulins à huile.

3.ᵉ classe. — 14 janvier 1815.

Inconvénients. — Bruit; — ébranlement; — odeurs.

Près des habitations, les presses muettes peuvent être
prescrites exclusivement. Dans certains cas d'isolement
complet, les presses à coin peuvent être tolérées pendant
le jour seulement, mais dans ce cas les presses doivent
être entièrement isolées des murs mitoyens à l'aide d'une
tranchée de 1 mètre de profondeur sur 50 centimètres de
largeur et de poutrelles assises sur des dés en maçonnerie.

La cheminée doit avoir au moins 5 mètres au-dessus

des bâtiments les plus élevés du voisinage, elle doit recevoir le tuyau de la hotte placée au-dessus du foyer où sont chauffées les graines.

Les eaux de la fabrique doivent s'écouler par un aqueduc jusqu'à l'égout et jamais sur la voie publique.

Années.	Pages.
1828 etc.	15
1836 — 1837.......	80
1853...............	235
1855	130

Moulins à farine dans les villes.

2.e classe. — 9 février 1825.

Inconvénients. — Bruit et poussière.

En-dehors des conditions nécessitées par le moteur, les moulins à farine dans les villes peuvent donner lieu à des incommodités réelles par la poussière et le bruit monotone des anciens blutoirs.

On peut aujourd'hui bluter sans bruit, et la clôture complète de toutes les ouvertures de l'atelier sur les faces où elles pourraient être nuisibles, remédie aux inconvénients de la poussière.

Années.	Pages.
1836 — 1837.......	91
1841 — 1842.......	93
1847 — 1849.......	194
1855...............	142

Moulins à vent.

(Voir l'arrêté préfectoral du 22 juin 1842 (art. 54 et suivants), où la distance à laquelle doivent s'élever les moulins à vent est fixée à 70 mètres du milieu du chemin, sous peine de 150 francs d'amende, de la démolition et de la confiscation des matériaux. (Ordonnance du 2 décembre 1778.)

Voyez *chaux* (fours à).

Noir animalisé. (Fabriques et dépôts de)

1.re classe. — 27 janvier 1851.

Inconvénients. — Odeur très-désagréable et insalubre occasionnée par les os en magasin et par la carbonisation.

Les inconvénients de ces fabriques peuvent être atténués par l'éloignement ; par l'injonction de ne recevoir dans les fabriques que des os secs ou parfaitement débarrassés de leurs parties molles et charnues ; de calciner immédiatement les os frais ; l'interdiction de toute opération d'écarrissage ; l'obligation de distribuer les os en tas d'un mètre cube au plus, séparés par un mètre d'intervalle, de faire passer les produits gazeux des fourneaux de calcination par un foyer fumivore constamment en ignition, d'élever de 20 à 30 mètres la cheminée qui les porte dans l'atmosphère. Suivant les dispositions locales, l'usine doit quelquefois être entourée d'un mur de 3 mèt. de hauteur,

La revivification sans addition d'os neufs n'a guère d'inconvénients que ceux qui résultent des eaux de lavage du noir, eaux qu'il ne faut laisser écouler qu'après dépôt, comme il est dit aux eaux insalubres et à l'article sucreries ; et en aucun cas les eaux ne doivent se répandre sur la voie, mais être absorbées par un puits ou coulées par un aqueduc jusqu'à l'égout, si elles ne sont pas exportées en vases clos pour être répandues dans les champs.

Dans le cas où ces eaux se rendent dans un courant utilisé, l'industriel peut être astreint à neutraliser par la chaux les acides qu'elles contiennent, avant leur écoulement.

Le noir animalisé proprement dit ou résidu des distilleries plus ou moins mélangé de matières inertes ou d'autres matières azotées destinées à l'agriculture s'emploie presque toujours au fur et à mesure de sa production. Les dépôts qui en seraient faits exigeraient les mêmes dispositions que tous les *débris animaux :* (Voir ce mot. Voir aussi :

équarrissage, engrais.) Le noir animal ne se fabrique guère que pour les sucreries.

Années.	Pages.
1836 — 1837.......	91
1838 — 1840.......	58
1841 — 1842.......	93
1843 — 1844.......	100
1845 — 1846.......	84
1847 — 1849.......	197 — 202
1850.............	202
1851.............	157 — 166
1852.............	319
1855.............	142

Noir de fumée. (Fabrication du)

2.ᵉ classe. — 14 janvier 1815.

Inconvénients. — Danger du feu.

Cette fabrication ayant lieu d'habitude dans des chambres de bois garnies de toiles sur lesquelles vient se déposer la suie des bois résineux qu'on y brûle, il est prudent de les isoler de toute autre construction soit par une muraille, soit par l'éloignement.

Il serait convenable que l'on pût faire arriver au besoin un jet de vapeur dans cette chambre, si les dispositions le permettaient.

Noir d'ivoire et noir d'os. (Fabrication du) lorsqu'on brûle la fumée.

2.ᵉ classe. — 14 janvier 1815.

Inconvénients. — Odeur toujours sensible, même avec des appareils bien construits.

La fumée doit être amenée dans un grand état de division sous le foyer fumivore. Les autres conditions exigées précédemment pour le noir animalisé restent les mêmes.

Noir d'ivoire et noir d'os. (Fabrication du) lorsqu'on ne brûle pas la fumée. (Voir *Noir animalisé.*)

1.re classe. — 14 janvier 1815.

Inconvénients. — Odeur très-désagréable de matières animales brûlées, portées à une grande
distance.

Noir minéral. (Carbonisation et préparation de
schistes bitumineux pour fabriquer le)

2.e classe. — 31 mai 1833.

Inconvénients. — Mauvaise odeur.

L'atelier de la distillation dont le noir minéral est le
résidu, doit être fermé du côté de la voie publique et des
voisins, les appareils doivent être posés sous le manteau
bien élargi d'une cheminée, s'élevant à 5 mètres au moins
au-dessus des toits du voisinage et en tous cas à 20 mètres
au-dessus du sol.

Ocre jaune. (Calcination de l') pour le convertir en
ocre rouge.

3.e classe. — 14 janvier 1815.

Inconvénients. — Un peu de fumée.

Faire déborder par le manteau de la cheminée l'ouverture des fours de calcination; élever cette cheminée à 2
mètres au-dessus des toits voisins.

Or et argent. (Affinage de l') au moyen du départ
et du fourneau à vent.

2.e classe. — 14 janvier 1815.

Cet art n'existe plus.

7

Orseille. (Fabrication de l')

2.ᵉ classe. — 14 janvier 1815 et 6 mai 1849.

Inconvénients. — Odeur désagréable.

Cette odeur toute ammoniacale est peu expansive, elle est surtout désagréable pour l'ouvrier qui la supporte cependant sans accident.

Néanmoins, il convient de fermer les vases ou cuves contenant la macération, et de mettre la partie supérieure de l'atelier en communication avec une cheminée ordinaire.

L'eau ammoniacale peut être substituée à l'urine et a moins d'inconvénients. L'arsenic n'exerce aucune influence utile et doit être proscrit de ce travail.

Année.	Page.
1841 — 1842.	98

Os. (Blanchîment des) pour les éventaillistes et les boutonniers.

2 ᶜ classe. — 14 janvier 1815.

Inconvénients. — Très-peu, le blanchîment se faisant par la vapeur et par la rosée.

Ne recevoir que des os parfaitement secs et décharnés. Les disposer par petits tas.

N'opérer le blanchîment à la vapeur qu'en faisant perdre celle-ci dans une cheminée sortant de 2 mètres du sommet du toit.

Os. (Dépôts d')

N'est pas classé sous ce titre, mais comme débris animal fait partie de la première classe.

1.ʳᵉ classe. — 9 février 1825.

Ces dépôts qui se multiplient dans les villes en proportion de l'accroissement de la consommation de la viande, sont généralement très-mal tenus et par suite sont très-incommodes pour le voisinage. Souvent situés dans des caves qui s'ouvrent sur la rue, ils infectent les habitations voisines au moment du chargement des voitures.

Ces dépôts seraient mieux situés dans des greniers bien ventilés.

On exige ordinairement que le local soit sec, fermé sur la voie publique et seulement ouvert sur les cours ; que la partie supérieure de la pièce soit mise en communication avec une cheminée s'élevant au-dessus des toits ; qu'il ne soit reçu que des os secs dits os de cuisine et en aucun cas des os d'écarrissage, de tannerie ou mélangés à d'autres débris d'animaux putrescibles ; que la quantité accumulée ne dépasse pas certaines limites ; 200 à 1,000 kilog. suivant les locaux.

Années.	Pages.
1843 — 1844	101
1845 — 1846	88
1850	207
1851	267
1852	320
1853	249
1854	217
1855	145

Os d'animaux. (Calcination d') (Voir *Calcination d'os* et *Noir animalisé.*)

1.ʳᵉ et 2.ᵉ classe. — 19 février 1825.

Inconvénients. — Odeur très-désagréable de matières animales brûlées, portée à une grande distance.

Années.	Pages.
1852	70

Pains et farines.

N'entre pas dans la classification.

Les questions qui se rattachent à la panification sont des plus délicates et ne peuvent pas toujours être résolues d'une manière satisfaisante par les procédés scientifiques les plus accrédités aujourd'hui. Il serait donc inutile d'entrer dans le labyrinthe ouvert à ce sujet. Disons seulement que les additions de farines féculentes, fécule de pomme de terre, farine de fèves, de haricots, aux farines de froment ne sont pas aussi dangereuses, aussi préjudiciables qu'on le croit généralement dans le commerce. C'est une pratique frauduleuse et comme telle très condamnable sans doute, mais il est avéré que la farine de fèves en certaine proportion donne un pain très-savoureux et très-nourrissant.

Il serait donc à désirer que de telles additions fussent autorisées dans les boulangeries pourvu qu'une marque spéciale permît au consommateur de connaître ce qu'on lui fournit.

Le choix des ferments ne saurait trop appeler l'attention des intéressés et de l'autorité. Les produits ergotés doivent être proscrits avec soin de la panification. Les levures, les levains dont la fermentation est trop avancée, produisent un pain qui subit très rapidement des altérations notables, il développe une odeur acide, âcre, pénétrante qui persiste sur les doigts, quand on le malaxe. Il se ramollit alors et devient semblable au mastic. Il moisit dès le deuxième ou troisième jour et ne saurait être ingéré sans inconvénient. Nous ne terminerons pas sans blâmer avec toute l'énergie dont nous sommes capables les fâcheuses pratiques de certains et trop nombreux boulangers qui introduisent dans le travail une dissolution de sulfate de cuivre en vue de blanchir le pain et d'en faciliter la manipulation. Bien des affections dont on ignore la cause n'ont pas d'autre origine que la consommation de cet aliment vénéneux.

Années.	Pages.
1828 etc	109
1844 — 1842	100
1845 — 1846	88
1850	208
1854	219

Pannes. (Fabriques de) (Voir *Tuileries.*)

Inconvénients. — Un peu de fumée; — danger d'incendie.

Eloigner le four des habitations.
En élever un peu la cheminée.
Ecarter suffisamment le magasin des fagots , lorsque c'est le combustible employé.

Années.	Pages.
1836 — 1837.......	97
1838 — 1840.......	59
1847 — 1849.......	202

Papiers. (Fabriques de)

2.ᵉ classe. — 14 janvier 1815.

Inconvénients; — Danger du feu; — écoulement d'eaux sales.

Les séchoirs doivent être incombustibles s'ils ne sont chauffés à la vapeur.

Les eaux de lavage des chiffons ne doivent s'écouler qu'après dépôt dans un réservoir ; ou même si l'écoulement a lieu dans un cours d'eau utilisé ; après filtration à travers une couche épaisse de tan usé.

La fabrication des papiers est dans quelques usines l'occasion de l'emploi de matières vénéneuses , et dans ce cas les industriels doivent se conformer aux règlements sur l'emploi et la distribution des matières toxiques.

Une fraude consiste à introduire du sulfate de plomb dans la pâte pour en augmenter le poids. Il y a danger pour les ouvriers , danger pour les consommateurs qui en feraient usage pour envelopper des substances alimentaires. Il y a dol pour l'acheteur. Cet usage devrait être proscrit.

Année.	Page.
1828 etc.	18

Papiers peints et papiers marbrés. (Fabriques de)

3.e classe. — 14 janvier 1815.

Inconvénients. — Danger du feu et des substances vénéneuses.

Comme dans le cas précédent les séchoirs doivent être incombustibles s'ils ne sont pas chauffés à la vapeur.

Les substances vénéneuses employées aux couleurs doivent être tenues sous clef par l'industriel qui reste responsable et doit inscrire sur un registre les entrées et l'emploi de ces matières.

Aucune eau contenant des matières vénéneuses en suspension ou en dissolution ne peut être conduite aux cours d'eau utilisés pour les besoins domestiques, ni dans des puits absorbants d'où elles pourraient infecter les autres puits.

Les papiers coloriés ou glacés avec des substances toxiques, le vert arsenical, le jaune de chrôme, la céruse ou les sels de cuivre, ne doivent jamais être employés (comme on le fait trop souvent) à envelopper des chocolats, des bonbons, des substances alimentaires quelconques.

Parcheminiers.

2.e classe. — 14 janvier 1815.

Inconvénients. — Un peu d'odeur désagréable.

L'atelier sera pavé en pierres dures avec pente vers un réservoir étanche.

Les liquides ne pourront être versés sur la voie publique, mais conduits à l'égout ou exportés pour engrais

Les déchets et résidus solides ne pourront être brûlés.

Aucune matière animale en décomposition ne pourra être conservée dans l'usine.

Années.	Pages.
1845 — 1846 ...	. 102

Peaux fraîches. (Voir *Cuirs verts.*)

2.e classe. } 15 janvier 1815.
                      } 27 janvier 1837.

Peaux de lièvre et de lapin. (Voir *Secrétage.*)

2.e classe. — 20 septembre 1828.

Inconvénients. — Émanations fort désagréables.

Peignage en grand des chanvres et lins dans les villes. (Ateliers pour le)

2.e classe. — 27 janvier 1837.

Inconvénients. — Poussière ; — danger d'incendie.

L'aération, qu'elle ait lieu à l'aide de fenêtres en sens contraire ou au moyen d'un tirage par une cheminée d'appel, doit éloigner la poussière des ouvriers. Les ateliers ne doivent pas avoir d'ouvertures sur la voie publique, ni sur le voisinage.

Les incendies peuvent se développer facilement dans une atmosphère chargée de matières végétales légères qui se déposent partout. Il est donc prudent de n'éclairer les ateliers qu'à travers des verres dormants ou à l'aide de lanternes.

Phosphore. (Fabriques de)

2.e classe. — 5 novembre 1826.

Inconvénients. — Crainte d'incendie ; — les ouvriers ont aussi à respirer des gaz acides et des vapeurs phosphorescentes.

Le mélange de l'acide sulfurique avec la poudre d'os et le charbon doit se faire sous le manteau d'une cheminée. L'aspiration dans les tubes de verre ne devrait se faire qu'à l'aide d'un syphon contenant de l'eau chaude alcoolisée dans une ampoule que traverseraient les vapeurs de phosphore et qui serait souvent renouvelée.

La conservation du phosphore dans des vases en fer pleins d'eau et emmagasinés en lieu sec préviendra les incendies.

Pipes à fumer. (Fabrication des).

2.º classe. — 14 janvier 1815.

Inconvénients. — Fumée comme dans les petites fabriques de faïence.

Une certaine hauteur à la cheminée du four et l'éloignement des magasins de bois à brûler paraissent suffire à toutes les indications.

Années.	Pages.
1836 — 1837	98
1841 — 1842	100
1850	203
1854	220

Plantes marines. (Voir *Combustion des plantes marines.*)

1.¹º classe. — 27 mars 1838.

Plâtre (Fours à) permanents; étaient primitivement rangés dans la première classe.

2.º classe. — 29 juillet 1818.

Inconvénients. — Fumée considérable, bruit et poussière.

Donner à la cheminée des fours une hauteur de 5 mèt. au moins au-dessus des toits voisins ; isoler le four et la cheminée des murs mitoyens, opérer le brisement du plâtre dans des ateliers fermés et ventilés à l'aide d'une haute cheminée d'appel et d'ouvreaux à la partie inférieure des murs.

Pleuropneumonie.

Non classée.

La consommation comme aliment de la viande des animaux atteints de pleuropneumonie est sans inconvenient.

La cohabitation des animaux malades avec des animaux
encore purs de cette maladie, paraît pouvoir déterminer
chez ces derniers l'invasion de la pleuropneumonie.

Cette maladie paraît devoir être classée au nombre des
vices rédhibitoires.

Années   Pages.
1845 — 1846........   95

Plombiers et fontainiers. (Voir pour les précau-
tions à prendre : *Plomb. (Fonte du.)*

3.e classe. — 14 janvier 1815.

Inconvénients. — Très-peu.

Plomb de chasse. (Fabrication du)

3.e classe. — 14 janvier 1815.

Inconvénients. — Très-peu.

Eviter dans la construction des ateliers toute matière
combustible.

Etablir sous une voûte ou manteau en maçonnerie, les
creusets destinés à opérer la fusion et à faire l'alliage
arsénical, en fermer la partie antérieure par une porte en
tôle.

Diriger dans la cheminée le tuyau terminant le manteau
sus-indiqué.

Porter la cheminée à une hauteur de 15 à 20 mètres.

Année.   Pages.
1838 — 1840.......   59
1841 — 1842....   . 101

7*

Plomb (Fonte du) et laminage de ce métal.

2.e classe. — 14 janvier 1815.

Inconvénients. — Très-peu.

Pour la fonte proprement dite , il suffit d'établir une hotte sur la chaudière en la faisant communiquer avec la cheminée et d'élever suffisamment celle-ci à 20 mètres environ. Lorsque les ouvriers doivent résider dans la chambre où s'opère la fusion , il est plus convenable d'entourer la chaudière d'un tambour à porte mobile.

La fonte des vieux plombs , souvent recouverts de matières organiques que la chaleur décompose, est beaucoup plus désagréable pour le voisinage , la disposition d'un tambour est nécessaire ainsi qu'une surélévation de la cheminée. Il serait mieux encore de conduire ces émanations dans la grille d'un foyer en ignition,

La revivification des plombs , des déchets de peinture exige plus de soin.

Les gaz, formés alors , déterminent la volatilisation du plomb oxidé qui se dépose sur les toits et altère les eaux de pluie.

Le creuset , dont les dimensions peuvent être limitées , doit être surmonté d'une voûte conduisant les gaz dans un chenal horizontal , haut de 1 mètre 50 centimètres , sur une largeur de 4 mètres et terminé par une haute cheminée en poterie. Une succession de chambres ouvertes alternativement en haut et en bas et dans lesquelles arrive une pluie d'eau acidulée remplira mieux encore le but.

Années.		Pages.
1836 — 1837	....	18
1838 — 1840	....	6
1841 — 1842	....	87
1847 — 1849	....	203

Poëliers fournalistes. — Poêles et fourneaux en faïence et terre cuite. (Fabrication des)

2.e classe. — 14 janvier 1815.

Inconvénients. — Fumée dans le commencement de la fournée.

Donner à la cheminée une certaine hauteur au-dessus des toits voisins , éloigner les magasins de combustibles.

Poils de lièvres et de lapins. (Voir *Secrétage.*)

2.ᵉ classe. — 20 septembre 1828.

Inconvénients. — Émanations fort désagréables.

Poisson salé. (Dépôts de) (Voir *Salaison. (Dépôts de.)*

Ce dernier titre seul est rangé dans la seconde classe.

2.ᵉ classe. — 14 janvier 1815.

La quantité des marchandises en dépôt peut quelquefois être limitée.

Des contre-murs peuvent être exigés contre les murs mitoyens avec défense de rien appuyer sur ces murailles.

Daller et cimenter le lieu de dépôt, le fermer régulièrement du côté de la voie publique et des voisins, ne l'ouvrir que dans l'intérieur de la maison ou de la cour, le surmonter d'une cheminée d'aérage s'élevant au-dessus des toits, ne laisser écouler aucun liquide sur la voie, les porter chaque jour à l'égout ; tenir le local en grande propreté.

Année.		Page.
1847 — 1849	......	204

Pompes à feu. (Voir *Machines et chaudières à haute et à basse pression.*)

2.ᵉ et 3.ᵉ classe.
{ 14 janvier 1815.
29 octobre 1823.
et 25 mars 1830.

Inconvénients. — Fumée et danger d'explosion.

Pompes à feu à basse pression ne brûlant pas la fumée.

Reportées implicitement par l'ordonnance du 29 octobre 1823 dans la 2.ᵉ classe.

(Voir *Machines à vapeur.*)

Pompes à feu à basse pression brûlant leur fumée.
(Voir *Machines à vapeur*.)

3.ᵉ classe. — 14 janvier 1815.

Inconvénients. — Jusqu'à présent ne la brûlent pas complètement.

En pratique on s'est peu préoccupé jusqu'ici des inconvénients de la fumée, mais le développement considérable de l'industrie sur certains points rend l'état des choses intolérable. L'autorité, l'industrie recherchent avec ardeur les moyens efficaces pour ne point produire de fumée, résultat qui dépend et de la bonne construction des foyers et de l'habileté du chauffeur. Divers appareils ont aussi des succès.

Porcelaine. (Fabrication de la)

2.ᵉ classe. — 14 janvier 1815.

Inconvénients. — Fumée dans le commencement du petit feu et danger d'incendie.

Isoler le four et la cheminée des murs mitoyens.

Elever la cheminée à une hauteur proportionnée aux intérêts du voisinage.

Eloigner des fours et cheminée les magasins de combustibles.

Porcheries.

1.ʳᵉ classe. — 14 janvier 1815.

Inconvénients. — Très mauvaise odeur et cris désagréables.

Eloigner des villes, paver les porcheries en pierres dures cimentées à la chaux hydraulique avec pente vers une citerne étanche dont les matières ne seront enlevées qu'à l'aide de pompe munie d'un manchon en toile conduisant aux tonneaux hermétiquement fermés ensuite pour le transport.

Tenir par de fréquents lavages, les auges et les étables en parfait état de propreté :

N'avoir aucun dépôt de viandes et autres matières alimentaires en état de fermentation putride.

Année.   Page.
1851............ 392

Potasse. (Voir *Chromate de*)

2.e classe. — 31 mai 1833.

Inconvénients. — Dégagement de gaz nitreux.

Potasse. (Fabriques de) par la calcination des mélasses.

1.re classe. — 19 février 1853.

Inconvénients. — Buées; — odeur; — danger d'explosion des fours.

La calcination des résidus de betteraves tels que mélasse, vinasses donne lieu à de grands inconvénients si les précautions sont négligés. La concentration des vinasses fait naître des buées nauséabondes qu'il faut porter à une grande hauteur dans l'atmosphère. Les fourneaux de calcination seront munis d'ouvreaux pour faciliter l'usage du ringard et prévenir les explosions.

Les gaz provenant de la calcination doivent être dirigés dans un foyer incandescent et y arriver à un grand état de division, de manière à être brûlés avant de gagner une cheminée d'une grande hauteur, 30 mètres environ.

Années.	Pages.
1836 — 1837.......	97
1838 — 1840.......	59
1845 — 1846.......	107
1847 — 1849.......	205
1850...............	211
1851...............	117
1852...............	323
1853	251
1854...............	222
1855...............	149

Potasse. (Fabriques de)

3.e classe. — 14 janvier 1845.

Inconvénients. — Très-peu, lorsqu'il ne s'agissait que de lessiver les cendres de varecs.

Les buées doivent être dirigées dans l'atmosphère.

Potiers d'étain.

3.e classe. — 14 janvier 1815.

Inconvénients. — Très-peu.

Opérer la fusion et la coulée du métal sous le manteau d'une cheminée s'élevant au-dessus des toits voisins.

Potiers de terre.

2.e classe. — 14 janvier 1815.

Inconvénients. — Fumée au petit feu.

Elever la cheminée des fours à 10 mètres environ ou 4 mètres au-dessus des toits voisins les plus élevés.

Eloigner du four le magasin de bois destiné a son alimentation,

Années.	Pages
1838 — 1840	70
1841 — 1842	102
1843 — 1844	110
1845 — 1846	108
1847 — 1849	109
1850	213
1851	337
1852	329
1854	224
1855	151

Poudres ou matières détonnantes et fulminantes. (Fabriques de) la fabrication d'allumettes, d'étoupilles ou autres objets du même genre préparées avec ces sortes de poudres ou matières.

1.re classe. { 25 juin 1823 / 27 janvier 1837.

Inconvénients. — Explosion et danger d'incendie.

Les ateliers, séchoirs et magasins ne doivent être surmontés d'aucun étage.

Ils doivent être construits en matériaux incombustibles et ne recevoir d'éclairage artificiel que derrière des châssis à verres dormants, ou par des lanternes parfaitement fermées.

Les foyers nécessaires aux préparations et au séchage doivent s'ouvrir en dehors des locaux précités. Le séchage à l'aide de la vapeur offre plus de garantie.

Si l'on fait usage du phosphore dans les préparations, les déchets et balayures doivent être enfouis et en aucun cas jetés sur la voie publique.

I Poudrette. (Voir *Engrais.*)

1.re classe { Décret 1810.
{ 14 janvier 1815.

Inconvénients. — Très-mauvaise odeur.

I Précipité du cuivre. (Fabrication du) Voir *Cendres bleues.*

3.e classe. — 14 janvier 1815.

Inconvénients. — Très-peu.

I Prussiate de potasse. (Fabriques de) (Voyez *Bleu de Prusse.*)

Inconvénients. — Odeur quand on accumule des matières animales non parfaitement sèches.

Il y a lieu d'interdire cette accumulation et de prescrire la ventilation du lieu de dépôt.

I Pulpes de betteraves. (Dépôt de)

Non classé.

La conservsation des pulpes de betteraves dans des silos au sein des lieux habités peut donner lieu à des émanations fétides quand ils sont ouverts pendant les chaleurs de l'été si les pulpes n'ont pas été fortement tassées et bien recouvertes de terre, sans fissures.

L'enlèvement doit en être terminé avant le premier mars et alors tous les résidus doivent être enfouis.

Les résidus de défécation ou clarification doivent être exportés tous les jours.

Année.	Page.
1845 — 1846	 111

Résines. (Le travail en grand des) soit pour la fonte et l'épuration de ces matières, soit pour en extraire la térébenthine.

1.re classe. — 9 février 1825.

Inconvénients. — **Mauvaise odeur et danger du feu.**

Ces usines doivent être éloignées de toute habitation.

Les ateliers doivent être voûtés ou rendus incombustibles par application de la tôle sur toutes les parties de la charpente.

Les ouvertures des fourneaux et cendriers être établis en-dehors des ateliers

Les appareils doivent être placés sous une large hotte conduisant à une cheminée dont la hauteur s'élève à 25 ou 30 mètres.

Les magasins de térébenthine doivent être voûtés et entièrement isolés.

Résineuses. (Le travail en grand de toutes les matières) soit pour la fonte et l'épuration de ces matières, soit pour en extraire la térébenthine.

1.re classe. — 9 février 1825.

Inconvénients. — **Mauvaise odeur et danger du feu.**

(Voir l'article précédent).

Rogues. (Dépôts de salaisons liquides, connues sous le nom de)

2.ᶜ classe. — 5 novembre 1826.

Inconvénients. — Odeur désagréable.

(Voyez *Salaisons de poissons.*)

Rouge de Prusse. (Fabriques de) à vases ouverts.

1.ʳᵉ classe. — 14 janvier 1815.

Inconvénients. — Exhalaisons désagréables et nuisibles à la végétation, quand il est fabriqué avec le sulfate de fer (couperose verte.)

Il peut être avantageux de recueillir l'acide anhydre qui se dégage de l'opération, sinon il doit être dissous dans des récépients contenant de l'eau.

Les opérations doivent se pratiquer d'ailleurs sous un manteau d'une cheminée dont l'élévation doit être portée à 30 mètres environ.

Les gaz peuvent encore être amenés à la cheminée à travers un chenal contenant de la chaux humide.

En tous cas, l'isolement des habitations est une condition indispensable.

Rouge de Prusse. (Fabrique de) à vases clos.

2.ᶜ classe. — 14 janvier 1815.

Inconvénients. — Un peu d'odeur nuisible et un peu de fumée.

(Voir l'article précédent)

Routoirs servant au rouissage, en grand, du chanvre et du lin, par leur séjour dans l'eau.

3.ᶜ classe { 14 janvier 1815. / 5 novembre 1826.

Inconvénients. — Émanations insalubres; — infection des eaux.

Il serait à désirer que les procédés anciens de rouissage fussent heureusement remplacés par les moyens nouvellement mis en usage, mais encore incertains dans leurs résultats définitifs. Le rouissage en eau dormante et croupissante est celui qui a le plus d'inconvénients, on pourrait cependant exiger que les fossés fussent curés une fois chaque année. L'éloignement des habitations est le seul préservatif possible. Le rouissage au courant a moins d'inconvénients.

Le rouissage en prairie offre peu de dangers, mais il est moins avantageux pour le commerce.

Années.	Pages.
1851 etc.............	185
1852	330
1854....	226
1855.............	154

Routoirs. Travail à la vapeur.

2.ᵉ classe. — Décision ministérielle provisoire.

Des considérations de plus d'un genre doivent engager les industriels qui entreprennent ce mode de rouissage à rechercher l'espace et l'éloignement des habitations.

Les ateliers contenant les cuves à fermentation, réclament une ventilation complète ainsi que ceux où s'opère le teillage. Les premiers doivent être munis d'un vaste tuyau d'appel opérant le tirage. Dans les seconds, le jeu des machines ne peut suffire non plus à chasser la poussière loin des ouvriers ; il faut ou un ventilateur ou un tuyau largement ouvert. Dans les uns ou les autres, aucune ouverture ne doit être pratiquée sur la voie publique ou du côté des voisins.

L'éclairage de l'atelier ne doit s'effectuer qu'avec des lampes ou derrière des verres dormants.

Les eaux de macération doivent être dirigées par des conduits souterrains à des citernes étanches pour servir d'engrais, ou être conduites aux cours d'eau sans nuire aux intérêts acquis.

Les matières sédimenteuses qui se déposent dans les cuves doivent également être exportées comme engrais.

Année.	Page.
1851.....	185

Sablières. (Voyez *Carrières*.)

Nou classées.

Sabots (Ateliers à enfumer les) dans lesquels il est brûlé de la corne ou d'autres matières animales dans les villes.

1.re classe. — 9 février 1825.

Inconvénients. — **Mauvaise odeur et fumée.**

Ces ateliers mieux placés dans l'isolement des campagnes où l'on se livre à cette fabrication, ne peuvent être admis près des agglomérations qu'à l'aide de prescriptions sévèrement surveillées dans leur exécution.

Ainsi l'atelier voûté ou rendu incombustible doit être parfaitement clos de toutes faces, sauf quelques ouvreaux à la partie inférieure. La porte d'entrée doit en être double ou indirecte. Une cheminée, prenant naissance dans l'atelier et munie d'obsturateurs mobiles pour diminuer le tirage s'il est besoin, doit porter les fumées à une très-grande hauteur ; et s'il est fait usage de corne ou autres matières animales, comme le suppose le titre, les gaz et fumées qui en proviennent doivent au préalable être amenés à un grand état de division sous la grille d'un fourneau en ignition ou mieux encore dissous dans une eau acidulés par l'acide chlorhydrique.

Années.	Pages.
1852............	332
1853.............	259

Sabots. (Ateliers à enfumer les)

3.e classe. — 14 janvier 1815.

Inconvénients. — **Fumée.**

Près des agglomérations ces ateliers doivent être munis de cheminées suffisamment élevées pour porter la fumée au-dessus des toits voisins.

Si le tirage est trop considérable il y sera paré à l'aide de registres.

Il doit être interdit d'y brûler des matières animales,

Salaison (Ateliers pour la) et le saurage des poissons.

2.ᵉ classe — 9 février 1825.

Inconvénients. — Odeur très-désagréable ; — Les murs se salpêtrent.

Les magasins au sel, aux tonneaux ayant servi, aux tonneaux renfermant des salaisons, les cours et l'allée de la maison utilisée pour le service de l'usine, auront une pente inclinée du côté de l'atelier et seront, ainsi que celui-ci, pavés en pierres dures cimentées à la chaux hydraulique bien réparée et repoussée dans les joints. La pente du pavement de l'atelier sera d'au moins 2 centimètres par mètre et aboutissant à une ouverture centrale à cuvette inodore.

Un égoût bien maçonné et étanche partira de ce point et ira porter les eaux de l'atelier dans l'égoût le plus proche.

Toutes les parties des différents locaux repris plus haut qui aboutiraient aux murs mitoyens, seront garnies d'un contre-mur de l'épaisseur d'un centimètre sur 1 mètre 30 de hauteur, fondé à 2 décimètres plus bas que le pavement avec lequel il fera corps, construit en calcaire compact ou en briques réfractaires également maçonnées à la chaux hydraulique ou à la cendrée bien rejointoyées, et sur lequel on ne pourra déposer aucune matière.

Interdiction de laisser séjourner sur la voie publique aucun panier, tonneau ni résidu provenant des opérations.

Justifier qu'on peut en toute saison disposer d'une quantité d'eau suffisante pour le travail et les fréquents lavages que nécessite l'assainissement des lieux où il se pratique.

Les chambres où s'opère le saurage doivent être parfaitement closes de toutes parts si elles sont près des agglomérations. La cheminée doit s'élever à 3 mètres au moins au-dessus des toits voisins les plus élevés. Des obturateurs mobiles en diminueront facultativement le tirage que des ouvreaux à la partie inférieure de la pièce pourront alimenter.

Années.	Pages.
1828 etc........... ...	22
1836 — 1837.......	6
1838 — 1840.......	70
1841 — 1842..	104
1843 — 1844.......	110
1845 — 1846.......	113
1847 — 1849.......	209
1850.............	213
1851	211
1852..	333
1854.............	236

Salaisons. (Dépôts des).

2.ᵉ classe. — 14 janvier 1815

Inconvénients. — Odeur désagréable.

Les dépôts de salaisons ne doivent avoir aucune ouverture sur la voie publique. Ils seront munis d'une cheminée d'aérage partant de la partie supérieure du plafond et s'élevant à 2 mètres au moins au-dessus des toits voisins.

Il doit être interdit de déposer aucune salaison ou tonneau ayant servi contre les murs mitoyens.

(Voir pour les articles du Conseil central, le chapitre précédent.)

Salpêtre. (Fabrication et raffinage du)

3.ᵉ classe. — 14 janvier 1815.

Inconvénients. — Fumée et danger du feu.

Les buées produites lors de la condensation des eaux de cuisson peuvent être dirigées, à l'aide d'un large manteau qui recouvre les chaudières, dans une cheminée dont l'élévation doit être portée à 5 mètres au-dessus des toits voisins.

Les produits secs peuvent seuls favoriser l'incendie, il sera donc prudent d'éloigner les magasins des foyers.

Les murs peuvent aussi se nitrifier, il est convenable

de recouvrir d'un contre-mur en dalles dans toute l'é-
tendue du manteau et de la cheminée d'évaporation
toutes les parties qui seraient appuyées à des murs mitoyens.

Sang des animaux destiné à la fabrication du bleu de
Prusse. (Dépôts et ateliers pour la cuisson ou la
dessiccation du)

1.re classe. — 9 février 1825

Inconvénients. — Odeur très-désagréable, surtout
si le sang conservé n'est pas à l'état sec.

Les magasins destinés aux matières animales doivent
être secs et surmontés d'une cheminée d'appel.

Il ne peut être conservé aucune matière en décomposition.

(Voir *Débris animaux.*)

Sardines (Conserve de) dans l'intérieur des villes.

2.e classe. — Décret impérial du 19 février 1853.

Inconvénients. — Odeurs.

(Voir *Salaisons. (Dépôts.)*

Savonneries.

3.e classe. — 14 janvier 1815.

Inconvénients —Buées, fumée et odeur désagréables.

Toute précaution tendant à préserver le voisinage et la
voie publique soit des buées, soit des odeurs, remplira
le but.

Ainsi clôtures complètes de l'atelier sans autre ouverture que la porte donnant snr une cour intérieure;

Large manteau au-dessus des chaudières conduisant les

vapeurs à une cheminée élevée de deux à trois mètres au-dessus des toits.

Années.		Pages.
1836 etc.........	...	25
1831 — 1837.......		98
1838 — 1840.......		73
1841 — 1842.......		105
1843 — 1844....	..	112
1845 — 1846.......		114
1852.............	.	335
1854.	...	237

₹ **Séchage d'éponges.** (Voir *Lavage.*)

2.ᵉ classe. — 27 janvier 1837.

₹ **Sécheries de morues.**

2.ᵉ classe. — 31 mai 1833.

Inconvénients. — Odeur très-désagréable; — eaux putrescibles.

Le principal inconvénient est produit par l'abondance des eaux putrescibles quand on ne peut s'en débarrasser au fur et à mesure.

Elles peuvent pénétrer le sol et gâter les puits éloignés, ou, portées vers de faibles cours d'eau, les rendre impropres aux usages domestiques.

Lorsque le lavage ne se fait point immédiatement sur le bord de la mer, l'atelier doit être pavé en pierres dures, rejointoyées à la chaux hydraulique, avec pente de deux centimètres par mètre vers le centre de l'atelier, où une citerne étanche et fermée à l'aide d'une cuvette hermétique, recevra les liquides. Un aqueduc partant de cinquante centimètres du fond de la cuvette conduira à l'égoût le plus voisin, et cette cuvette sera curée à vif fond tous les huit jours au moins.

S'il n'y a pas d'égoût à proximité, la citererne, plus vaste, conservera les liquides jusqu'à la vidange qui se fera deux fois par semaine, en vases clos, pour servir d'engrais ou être portés, soit dans un fleuve, soit à la mer. Le séchage forcé peut s'opérer près des habitations si la pièce est munie de cheminées d'appel. Le séchage en plein air doit être éloigné des habitations.

Schistes bitumineux.. (Voir *Noir minéral.*)

2.ᵉ classe. — 31 mai 1833.

Secrétage des peaux ou poils de lièvre et de lapin.

2.ᵉ classe. — 20 septembre 1828.

Inconvénients. — Émanations fort désagréables.

L'opération qui consiste à humecter les peaux à l'aide d'une brosse avec la dissolution de nitrate de mercure et d'arsenic, n'a d'inconvénient que pour les ouvriers auxquels il faut recommander les soins de propreté.

Les odeurs désagréables ne peuvent naître que de la fermentation des matières, ce que l'industriel est intéressé à prévenir pour les marchandises, et il doit lui être prescrit de se débarrasser des eaux de trempe avant toute putréfaction sans jamais les jeter sur la voie publique.

La poussière qui résulte du battage ou de l'arçonnage peut être concentrée dans la propriété ou dirigée dans l'atmosphère à l'aide d'une cheminée d'appel

Sel. (Raffineries de)

3.ᵉ classe. — 14 janvier 1815.

Inconvénients. — Très-peu.

Le pavage des ateliers et magasins pour le sel brut ou raffiné doit être effectué en pierres dures, cimentées à la chaux hydraulique.

Un semblable dallage et faisant corps avec le premier,

doit s'élever contre les murs mitoyens à 1 mètre 50 centimètres au moins au-dessus du sol et descendre à 20 centimètres de fondation.

Une ouverture suffisamment large, disposée au-dessus des poëles à évaporation, doit conduire les buées dans la cheminée élevée de 15 mètres environ, c'est-à-dire 3 à 4 mètres au-dessus des toits. En aucun cas les buées ne doivent s'échapper sur la voie publique ou vers les propriétés voisines.

Aucun bac à dissolution, aucun amas de sel ne doit être adossé aux murs mitoyens bien que revêtus comme il est dit plus haut.

Le cuivre, le zinc ne peuvent être employés dans l'usine ; les ustensiles, les bacs et autres doivent être en bois ou en fer.

Années.	Pages.
1828 etc.............	25
1838 — 1840.......	73
1841 — 1842.......	102
1843 — 1844.......	113
1847 — 1849.......	212
1850.............	218
1851.............	213
1852.............	336
1855.............	152

Sel ammoniac extrait des eaux de condensation du gaz hydrogène. (Fabriques de)

1.re classe. — 20 septembre 1828.

Inconvénients. — Odeur extrêmement désagréable et nuisible, quand les appareils ne sont pas parfaits.

La distillation des eaux ammoniacales devant s'opérer sans pertes dans l'intérêt même du fabricant, il suffit de l'exécuter sous une ventilation qui porte les pertes éventuelles à 30 mètres au-dessus du sol. Le carbonate d'ammoniaque se dissout d'ailleurs facilement dans l'acide

8

sulfurique étendu. Les eaux de dissolution ne doivent jamais s'écouler sur la voie publique. La sublimation du sel ammoniac a lieu sans inconvénient.

Années.	Pages.
1852..............	272

Sel ammoniac ou muriate d'ammoniac (Fabrication du) par le moyen de la distillation des matières animales.

1.re classe. — 14 janvier 1815.

Inconvénients. — Odeur très-désagréable et portée au loin.

C'est principalement au moment où l'on délute la cornue que l'odeur désagréable se fait sentir, aussi l'ouverture doit-elle être recouverte par le manteau d'une cheminée portant les émanations à 30 mètres environ dans l'atmosphère.

Sel ou muriate d'étain. (Fabrication du)

2.e classe. — 14 janvier 1815.

Inconvénients. — Odeur très-désagréable.

Dans l'un des procédés, la distillation de l'amalgame d'étain avec le calomel, le mercure peut être recueilli dans un tube en fer. D'après l'autre procédé, l'acide hydrochlorique peut être dissous dans l'eau.

L'opération, dans l'un et l'autre cas, doit se faire sous une ventilation portant les gaz à 15 mètres au moins au-dessus du sol.

Sel de Saturne. (Fabrication du) (Voir *Acétate de plomb.*)

2.e classe. — 14 janvier 1815.

Inconvénients. — Seulement pour la santé des ouvriers.

Sel de soude sec (Fabrication du), *Sous-carbonate de soude.*

3.e classe. — 14 janvier 1815.

Les fours à évaporation doivent être en rapport avec une cheminée s'élevant de quelques mètres au-dessus des toits voisins.

Sirop de fécule de pommes de terre (Extraction du)

2.e classe. — 9 février 1825.

Inconvénients. — Nécessité d'écouler les eaux.

Les eaux, par la stagnation, arrivent à la décomposition putride. Elles doivent, par un aqueduc souterrain, être dirigées au plus tôt dans les aqueducs et ne jamais s'écouler sur la voie publique ou séjourner dans l'usine plus de 24 heures ; les parties écumeuses qui surnagent ces eaux, les sédiments qu'elles peuvent déposer doivent également être chaque jour exportés ou enfouis.

Soie. (Voir *Filature des cocons.*) — (Voir *Chapeaux.*)

2.e classe { 27 janvier 1837.
 27 mai 1838.

Inconvénients. — Odeur fétide produite par la décomposition des matières animales.

Soies de cochon (Les ateliers pour la préparation des) par tout procédé de fermentation.

1.re classe. — 27 mai 1838.

Inconvénients. — Odeurs infectes et insalubres.

Daller en pierres dures cimentées à la chaux avec pente vers une citerne étanche les hangars ou ateliers où s'opère la fermentation.

Exporter les eaux infectes à l'aide de vases clos.

Ne recevoir dans l'usine aucun autre débris animal sans autorisation spéciale.

Soude (Fabrication de la) ou décomposition du sulfate de soude.

3.ᵉ classe. — 14 janvier 1815.

Inconvénients. — Fumée.

Les fours de décomposition et les chaudières d'évaporation doivent être en communication avec la cheminée de tirage, de manière à porter les gaz à plusieurs mètres au-dessus des constructions voisines. Les ateliers réclament une grande ventilation.

Les sulfures de calcium et autres résidus doivent être exportés avec soin avant leur décomposition.

Années.	Pages.
1828 etc...........	36
1841 — 1842.......	105
1850.............	220
1852.............	374

Soudes de varech (La fabrication en grand des) lorsqu'elle s'opère dans des établissements permanents.

1.ʳᵉ classe. — 27 mai 1838.

Inconvénients. — Exhalaisons désagréables, nuisibles à la végétation et portées à de grandes distances.

La combustion du varech se faisant à l'air libre dans des fosses, ne peut être entourée de précautions bien efficaces contre les inconvénients qu'elle peut avoir sur la végétation. Des toiles ou paillassons posés suivant la direction des vents ne sont que des palliatifs.

Soufre. (Distillation du)

1.re classe. — 14 janvier 1815.

Inconvénients. — Grand danger du feu et odeur désagréable.

Les gaz peuvent être dirigés vers des appareils condenseurs.

. La ventilation complète des ateliers disperse la déperdition.

Soufre. (Fabrication des fleurs de)

1.re classe. — 9 février 1825.

Inconvénients. — Grand danger du feu et odeur désagréable.

Les chambres de condensation doivent être fermées hermétiquement et après le refroidissement complet elles seront aérées avant que les ouvriers n'y pénétrent.

Soufre (Fusion du) pour le couler en canons, et épuration de cette même matière par fusion ou décantation.

2.e classe. — 9 février 1825.

Inconvénients. — Grand danger du feu et odeur très-désagréable.

Les vapeurs d'acide sulfureux peuvent aussi être dirigées vers des condenseurs.

Les creusets ne doivent pas être en communication avec les foyers, ils doivent être obturés facultativement.

La fusion et la décantation doivent s'opérer sous un manteau de cheminée s'élevant à 5 mètres au moins au-dessus des toits voisins.

Sucre. (Fabriques de)

2.º classe. — 27 janvier 1837.

Inconvénients.—Fumée, buées et mauvaise odeur;
— écoulement des eaux.

L'isolement où se placent ordinairement les sucreries,
a satisfait assez complètement aux désagréments de la fumée, des buées et des odeurs.

La bonne tenue des établissements, l'élévation des cheminées peuvent seules parer au mal quand l'usine est
bâtie au sein des agglomérations.

Mais le danger réel de ces importantes industries réside
dans l'écoulement des eaux provenant du lavage des betteraves et du lavage du noir animal déjà utilisé.

Ces eaux, qui n'offrent pas à leur sortie de l'usine des
conditions bien défavorables, entrent promptement en
putréfaction, et le mieux est de les faire couler le plus
tôt possible dans de grandes masses d'eau, mais comme
elles tiennent en suspension une grande quantité de terre,
de détritus organiques, il faut, par la filtration et le dépôt
préalable, les purger autant que possible. A cet effet, les
combinaisons ci-après ont paru les plus avantageuses et
l'expérience les a sanctionnées jusqu'au moment où la distillation des jus de betteraves est venue produire une
nouvelle perturbation dans le système par l'abondance des
eaux et par leur tendance persistante à la décomposition.
(Voir Distilleries.) Quoi qu'il en soit, nous reproduisons
les conditions qui paraissent suffire pour les sucreries sans
distillation.

1.º Les eaux à la sortie de l'usine devront traverser
deux grilles dont les mailles auront pour ouverture, la
première, 1 centimètre, et la seconde, 3 millimètres;

2.º Après cette double filtration, elles seront reçues
dans un bassin de 100 mètres carrés de surface, sur 1
mètre de profondeur;

3.º Elles s'écouleront dans un second bassin par un
courant de superficie, passant sur la crête parfaitement

horizontale d'un déversoir en pierre dure établi sur toute la longueur d'un des côtés des bassins, une crête semblable terminera le second bassin et déversera les eaux dans le canal de fuite ;

4.º A 2 centimètres à l'amont de la face antérieure des déversoirs et sur toute leur longueur, sera fixé un madrier de 20 centimètres de hauteur, plongeant de moitié dans l'eau, de manière à former écumoire par rapport aux matières qui surnagent ;

5.º Ces bassins seront entièrement curés au moins tous les huit jours, à cet effet, et pour ne pas entraver la marche de l'usine, un second système de bassins, en tout semblable à celui qui vient d'être décrit, sera disposé de manière à recevoir alternativement les eaux de la fabrique, deux vannes etablies au milieu de la digue qui sépare les deux séries de bassins, faciliteront ce travail, en jetant les eaux sales d'un bassin à vider, dans un bassin contigu déjà nettoyé.

A ces conditions il faut ajouter que les citernes à mélasse doivent êtres surmontées d'une cheminée d'appel ou d'autres moyens de ventilation, pour éviter l'accumulation de gaz hydrogène carboné.

Années.	Pages.
1828 etc.	34
1836 — 1837	98
1838 — 1840	75 — 77
1841 — 1842	105
1843 — 1844	113
1845 — 1846	118
1847 — 1849	219
1850	222
1851	216
1852	369
1854	268

Sucre. (Raffineries de)

2.ᵉ classe. — 14 janvier 1815.

Inconvénients. — Fumée, buées et mauvaise odeur; — eaux de condensation.

Ces établissements ont moins d'inconvénients que les sucreries. Cependant il y a nécessité d'exiger, dans les villes surtout, une cheminée suffisamment élevée relativement aux intérêts voisins, 25 à 30 mètres ;

Que la purgerie et les séchoirs soient disposés de manière à éviter les incendies. Le chauffage à la vapeur est le plus efficace ;

Que la ventilation s'opère par les parties élevées des bâtiments ;

Que les eaux de condensation ne s'écoulent jamais sur la voie publique, mais soient conduites par un aqueduc souterrain à l'égout ou aux courants d'eau dont ils doivent gagner le fond;

Enfin que les résidus de la clarification soient exportés de l'usine avant toute fermentation.

Années.	Pages.
1838 — 1840.......	77
1847 — 1849.......	212
1850..............	218
1851..............	213
1852..............	373

Suif en branches (Fonderies de) à feu nu.

1.ʳᵉ classe. — 14 janvier 1845.

Inconvénients. — Odeur désagréable et danger du feu.

Cette opération doit être reléguée dans les abattoirs publics partout où il y en a d'établis.

En cas contraire ils doivent être éloignés des lieux habités.

Un manteau au-dessus de la chaudière de fusion communiquant avec la cheminée dont la hauteur sera proportionnée aux intérêts voisins, pourra diminuer les inconvénients de la mauvaise odeur.

Les suifs en branches seront déposés dans des magasins sans ouverture sur la rue ou sur les propriétés voisines et ventilés à l'aide d'une cheminée d'appel partant du plafond.

Il ne sera tenu aucune matière animale en décomposition.

Les foyers et cendriers s'ouvriront en-dehors de l'atelier de fusion.

Années.	Pages.
1828 etc............	25
1838 — 1840.......	51
1841 — 1842.......	87
1843 — 1844.......	85
1845 — 1846.......	65
1847 — 1849.......	150
1850.............	171 — 236
1851.............	145

Suif en branches (Fonderies de) à l'aide des acides et des alcalis. (Voir *Fonderies au bain Marie.*)

2.e classe.

Inconvénients. — Odeur désagréable.

On est successivement parvenu à briser le tissu cellulaire qui emprisonne les suifs en les immergeant dans une eau acidulée par l'acide sulfurique ou dans une dissolution alcaline ;

Dès lors l'opération est bien moins gênante pour les voisins, la fonte se faisant à une moindre chaleur. Néanmoins, l'odeur est encore repoussante et l'opération doit se faire sous le manteau d'une cheminée élevée de 5 mèt. au moins au-dessus des toits voisins. L'atelier doit être clos de toutes parts. La porte même retombant à l'aide d'un contre-poids ou munie d'un tambour. Quelques ouvreaux à la partie basse alimentent la cheminée. Les suifs doivent être plongés dans l'eau acidulée ou alcaline dès leur entrée dans l'usine.

Comme garantie de la nature des opérations on exige que ces usines n'aient pas de presses à cretons.

Années.	Pages.
1838 — 1840.......	51
1845 — 1846.......	73

2*

Suif (Fonderies de) au bain Marie ou à la vapeur.

3.e classe. — 14 janvier 1815.

Inconvénients. — Quelque danger du feu; — l'odeur est aussi désagréable.

Dans les cités populeuses, les fonderies de suif en branches, même au bain-marie, sont mieux reléguées aux abattoirs.

Cependant, dans des lieux bien disposés, vastes et relativement isolés, un manteau recouvrant largement les chaudières de fusion, et communiquant avec une cheminée élevée de 3 mètres au-dessus des habitations circonvoisines, peut protéger le voisinage.

Les foyers doivent, ainsi que les cendriers, s'ouvrir au-dehors des chambres où s'opère la fusion.

Les presses à cretons sont interdites dans ces établissements.

Années	Pages
1847 — 1849	150
1853	224
1854	197
1855	96

Suif en branches. (Dépôts de)

Non classés spécialement, devant rentrer dans la 1.re classe.

Bien que les dépôts de suif en branches rentrent dans la catégorie de tous les dépôts de matières animales ou débris d'animaux, ils se font généralement dans les villes et dans des locaux très-resserrés. Le séjour de ces matières sur la rue est très-incommode pour le voisinage. Il y a lieu d'exiger que :

Les magasins n'aient aucune ouverture sur la voie publique, qu'ils soient ventilés à l'aide d'une cheminée d'appel partant de la partie supérieure de la pièce.

Qu'il ne soit conservé aucune matière en décomposition.

Suif brun. (Fabrication du)

1.re classe. — 14 janvier 1815.

Inconvénients. — Odeur très-désagréable et danger du feu.

Atelier voûté ou construit en matières incombustibles.
Ouvrir des foyers et cendriers en-dehors de l'atelier.
Surmonter la chaudière d'une hotte ou manteau conduisant les émanations dans la cheminée dont la hauteur doit être proportionnée aux intérêts du voisinage, forment l'ensemble des dispositions à prescrire à ces usines.

Années	Pages.
1847 — 1849	154
1851	428

Suif d'os. (Fabrication du)

1.re classe. — 14 janvier 1815.

Inconvénients. — Mauvaise odeur; — nécessité d'écouler les eaux.

Les os en magasin doivent être déposés sous des hangars à sec et disposés par tas d'un mètre cube au plus.
L'ébullition doit se faire sous une hotte communiquant avec une cheminée suffisamment élevée.
L'atelier doit être pavé en pierres dures, cimentées et rejointoyées, avec pente vers une cuvette centrale. Cette cuvette sera hermétique et à double usage, c'est-à-dire qu'elle conduira les bouillons ou autres liquides recueillis pour engrais dans une citerne étanche, ou facultativement qu'elle dirigera dans un aqueduc souterrain les eaux de lavage qui seront perdues dans un égoût et jamais sur la voie publique.
Les engrais liquides de la citerne seront enlevés à l'aide de tonneaux bien fermés, et par le moyen d'une pompe munie d'un manchon en toile.

Année.	Page.
1852	102

Sulfate d'ammoniac (Fabrication du) par le moyen de la distillation des matières animales.

1.re classe. — 14 janvier 1815.

Inconvénients. — Odeur très-désagréable et portée au loin.

La distillation doit être surveillée pour éviter les fuites de gaz ; lorsque l'on démonte l'appareil, il est nécessaire de le placer sous un large manteau de cheminée élevée à 30 mètres pour diriger les gaz qui auraient échappé à la transformation.

L'éloignement des habitations est de rigueur.

Année. Page.
1838 — 184........ 81

Sulfate de cuivre (Fabrication du) au moyen de l'acide sulfurique et de l'oxide de cuivre ou du carbonate de cuivre.

3.e classe. — 14 janvier 1815.

Inconvénients. — Très-peu.

L'évaporation aqueuse qui se fait alors doit être dirigée dans une cheminée portée au-dessus des toits.

Sulfate de cuivre (Fabrication du) au moyen du soufre et du grillage.

1.re classe. — 14 janvier 1815.

Inconvénients. — Exhalaisons désagréables et nuisibles à la végétation.

Si l'eau arrive en proportion sur les minerais échauffés, il y a peu de dégagement.

Lorsqu'on projette le soufre sur les feuilles de cuivre, le fourneau doit être parfaitement fermé. En tout cas, le gaz sulfureux doit être porté à une grande hauteur dans l'atmosphère, 30 ou 35 mètres.

Sulfate de fer et d'alumine, extraction de ces sels des matériaux qui les contiennent tout formés et transformation du sulfate d'alumine en alun.

3.e classe. — 14 janvier 1815.

Inconvénients. — Odeurs ; — fumée ; — buées.

Le grillage des chistes alumineux doit s'opérer loin des villes, puisqu'il se fait à l'air libre. — Sa longue durée, de six mois environ pour chaque tas, peut devenir nuisible à la végétation par suite du dégagement d'acide sulfureux. Des toiles et paillassons, posés dans la direction habituelle des vents, peuvent être un palliatif.

L'évaporation des lessives est sans autre inconvénient que celui des buées, qu'une cheminée peut emporter.

Sulfates de fer et de zinc (Fabrication des) lorsqu'on forme ces sels de toutes pièces avec l'acide sulfurique et les substances métalliques.

2.e classe. — 14 janvier 1815.

Inconvénients. — Un peu d'odeur désagréable.

Ce procédé n'est usité que dans les laboratoires. Le gaz hydrogène qui se dégage peut avoir une odeur sulfureuse ; il suffit de le conduire dans une cheminée.

Le grillage des sulfures a remplacé dans la pratique les moyens précédents.

Dans certaines localités, l'exposition prolongée à l'air de la tourbe pyriteuse, supplée au grillage ; on lessive ensuite.

Sulfate de potasse. (Raffinage du)

3.e classe. — 14 janvier 1815.

Inconvénients. — Très-peu.

Porter les buées à deux mètres environ au-dessus des toits voisins.

Sulfate de soude. (Fabrication du) à vases ouverts.

1.re classe.

Inconvénients. — Exhalaisons désagréables, nuisibles à la végétation et portées à une grande distance.

Dans ces cas, les fours construits à plusieurs compartiments sont terminés par une série de chambres contenant des masses calcaires et finalement par un chenal rempli de chaux tendre et parcourant une grande longueur avant de se rendre à une cheminée très-élevée.

La pente d'une colline peut être utilisée pour le chenal, ce qui évite une certaine partie des frais de la cheminée. Si l'on jouit d'une grande quantité d'eau, on la fait arriver du haut d'une cheminée remplie de cailloux sur lesquels elle se divise et entraîne l'acide en dissolution.

Sulfate de soude (Fabrication du) à vases clos.

2.e classe. — 14 janvier 1815.

Inconvénients. — Un peu d'odeur et de fumée.

Elévation de la cheminée, ventilation des ateliers qui ne doivent point s'ouvrir sur la voie publique.

L'acide qui se dégage est condensé dans l'eau d'une série de vases dont les derniers contiennent de la chaux ou des résidus de soude.

Sulfures métalliques (Grillage des) en plein air.

1.re classe. — 14 janvier 1815.

Inconvénients. — Un peu d'odeur désagréable.

Isolement absolu, précautions pour protéger contre la chaleur la végétation voisine, à l'aide de toiles ou paillassons.

Tabac. (Combustion de côtes de) en plein air.

1.re classe. — 14 janvier 1815.

Inconvénients. — Odeur très-désagréable.

L'incinération des déchets de tabac en plein air produit une fumée âcre et pénétrante qui peut être portée dans un rayon de plus de 4 kilomètres. Il y aurait donc convenance à n'autoriser cette combustion qu'à pareille distance des lieux habités.

Mais une tolérance peu louable se fait remarquer trop souvent en pareille matière et la ville de Lille, par exemple, est baignée à une certaine époque dans une atmosphère d'autant plus incommode qu'il n'est pas possible de la fuir.

Tabac. (Fabriques de)

2.e classe. — 14 janvier 1815.

Inconvénients. — Odeur très-désagréable.

L'odeur désagréable et fatiguante qui s'échappe de ces établissements, devrait faire recourir à certaines précautions, d'autant plus utiles qu'ils sont souvent créés dans les villes populeuses.

Le monopole de cette industrie au profit du Gouvernement ne saurait justifier une négligence que l'on réprimerait dans d'autres circonstances. L'intérêt des ouvriers obtient, il faut le reconnaître, toute sollicitude de l'administration spéciale. Les perfectionnements nombreux apportés par la vapeur et la mécanique ont tourné au profit des ouvriers de ces usines, mais dans leur voisinage les intérêts particuliers ont plus à souffrir à mesure que la ventilation des ateliers est plus complètement et plus librement effectuée. Des cheminées d'appel, des ventilateurs bien établis devraient prévenir une dépréciation considérable de la propriété voisine.

Tabatières en carton. (Fabrication des)

2.ᵉ classe. — 14 janvier 1815.

Inconvénients. — Un peu d'odeur désagréable et danger du feu.

Ce sont les mêmes inconvénients et les mêmes moyens palliatifs que l'on voit énoncés à l'article *Cartons*.

Les vernis ne peuvent sans autorisation spéciale être fabriqués dans l'usine.

Taffetas cirés. (Fabriques de)

1.ʳᵉ classe. — 14 janvier 1815.

Inconvénients. — Danger du feu et mauvaise odeur.

(Voir *Toile cirée*)

Taffetas et toiles vernis. (Fabriques de)

1.ʳᵉ classe. — 14 janvier 1815.

Inconvénients. — Danger du feu et mauvaise odeur.

Si les matières vernissantes sont préparées dans l'usine, ces opérations doivent être entourées des précautions indiquées à l'article *Vernis*.

L'application sur la toile ou le taffetas et la dessiccation peuvent se faire sous des hangars ou à l'air libre, dans des lieux écartés.

Les séchoirs chauffés doivent être incombustibles, les ouvertures des foyers doivent être situées en dehors. (Voyez *Toile cirée*.)

Années	Page.
1836 etc...........	48
1838 — 1840.......	55

Tanneries.

2.° classe. — 14 janvier 1815.

Inconvénients. — Mauvaise odeur ; — eaux.

Les émanations qui s'échappent d'un atelier de tannerie doivent engager à éloigner ces usines des villes.

Beaucoup y ont cependant droit de domicile.

Les prescriptions alors se bornent à surveiller l'écoulement des eaux et en prévenir l'infiltration dans le sol.

Les conditions générales sont : De placer les cuves et les pleins dans l'endroit le plus éloigné des habitations voisines.

De les construire à la chaux hydraulique et ne dépassant pas le niveau du sol.

De paver en pierres dures rejointoyées à la cendrée toute la surface de l'usine.

· D'exporter les jus des pleins

De ne laisser écouler dans les rivières les eaux de lavage qu'après leur filtration à travers une couche épaisse de tannée.

De ne point tremper les cuirs ou les laver dans les cours d'eau utilisés aux usages domestiques , à l'abreuvement des bestiaux , à l'alimentation de brasseries ou autres établissements en aval.

Les cuirs verts , les cuirs à sécher, ainsi que la tannée, ne doivent en aucun cas être déposés sur la voie publique.

Aucune opération d'écarrissage ne peut être tolérée dans une usine de cette nature.

La combustion des écharnures et autres déchets ne peut être non plus autorisée.

Années.	Pages.
1828 etc...	37
1838 — 1840.......	83
1841 — 1842......	107
1843 — 1844......	113
1845 — 1846.......	119
1847 — 1849.......	221
1850..............	214
1851..............	230
1852..............	375
1853..............	295
1854..............	270
1855.............	108

Tartre. (Raffinage du)

3.e classe. — 14 janvier 1815.

Inconvénients. — Très-peu.

Les buées pouvant gêner les voisins, doivent être portées à deux mètres au-dessus des toits. Les eaux sales ne doivent pas s'écouler sur la voie publique.

Teillage du lin à la mécanique.

2.e classe. — Décision ministérielle du 2 septembre 1836.

Inconvénients. — Poussière épaisse et danger du feu.

La table sur laquelle est étalé le lin présenté au premier cylindre de la broyeuse, doit avoir assez de longueur pour que l'ouvrier (l'enfant), ne puisse en se penchant outre mesure atteindre avec ses doigts les premières cannelures où se fait la première opération. L'atelier doit être séparé du second où se fait la poussière. Aucun foyer ne doit exister dans l'atelier de teillage qui doit être éclairé par des lampes placées derrière des châssis dormants. L'aération doit en être complète à l'aide de vastes cheminées d'appel s'élevant au-dessus des toits voisins et alimentées par des ouvreaux établis à la partie inférieure; on arriverait à ne gêner ni les voisins, ni la voie publique, tout en débarrassant les ouvriers de la poussière. Le chauffage de ces usines ne doit s'opérer qu'à la vapeur. Les engrenages doivent être recouverts et les points de frottements des machines doivent être nettoyés et graissés avec soin.

Teintureries.

2.e classe. — 14 janvier 1815.

Inconvénients.—Buées et odeur désagréable quand les soufroirs sont mal construits; — écoulement des eaux.

Les chaudières doivent être surmontées de larges hottes en communication avec la cheminée ; celle-ci doit s'élever à 2 mètres au moins au-dessus des toits voisins. Les fenêtres de l'atelier donnant sur la voie publique, doivent être parfaitement closes. Les souffroirs doivent être surmontés de cheminées d'appel munies de registres.

Les eaux limpides peuvent seules s'écouler de l'usine par un conduit souterrain jusqu'à l'égoût et jamais sur la voie publique. Des bassins de dépôt d'une étendue suffisante recevront les eaux boueuses et chargées de matières tinctoriales. Ces bassins seront disposés de manière à permettre le départ des matières en suspension et la filtration des liquides à travers une couche épaisse de tannée. De plus les eaux acides ou chargées de sels cuivreux doivent être décomposées par la chaux.

Années.	Pages.
1828 etc............	37
1836 — 1837.......	106
1838 — 1840.......	87
1841 — 1842......	107
1843 — 1844.......	118
1845 — 1846......	120
1847 — 1849.	231
1850..............	247
1852..............	280
1854..............	276
1855..............	111

Teinturiers — Dégraisseurs.

3.º classe. — 14 janvier 1815.

Inconvénients. — Très-peu. — Buées et odeurs ; — écoulement d'eaux.

Hottes sur les chaudières.
Fenêtres fermées sur la voie publique.
Ecoulement souterrain des eaux à l'égoût.

Térébenthine. (Travail en grand pour l'extraction de la) (Voir *Goudrons. (Travail en grand des.)*

1.re classe. — 9 février 1825.

Inconvénients.—Odeur insalubre et danger du feu.

Tissus d'or et d'argent. (Brûleries en grand des)

2.e classe. — 14 janvier 1815.

(Voir *Galons.*)

Toiles (Blanchîment des) par l'acide muriatique oxigéné.

2.e classe. — 14 janvier 1815.

Inconvénients. — Odeur désagréable ; — incommodité des émanations pour les ouvriers.

Ces établissements, ordinairement situés à la campagne, laissent échapper une odeur désagréable et d'une manière continue qu'on parvient difficilement à éviter.

Une ventilation facile des ateliers doit s'opérer en ouvrant d'un côté et de l'autre de nombreuses fenêtres qu'on fait jouer suivant la direction des vents. Mais aucune de ces ouvertures ne doit avoir accès sur la voie publique. Un atelier, dont les parties supérieures formées en entonnoir porteraient les gaz dans une cheminée, à 5 ou à 6 mètres au-dessus des toits voisins et serait alimentée par des ouvreaux la partie inférieure, protégerait mieux le voisinage.

Toile cirée. (Fabriques de)

1.re classe. — 9 février 1825.

Inconvénients. — Danger du feu et mauvaise odeur.

Si l'on n'opère pas au centre d'une cour assez spacieuse, la préparation des vernis et matières résineuses doit se faire sous un large manteau de cheminée communiquant avec celle-ci. L'ouverture des foyers et cendriers doit être placée en dehors de l'atelier de fusion. Le magasin et l'atelier de fusion doivent être voûtés ou rendus incombustibles. Les séchoirs à air libre doivent être éloignés des habitations. Les séchoirs fermés être chauffés à la vapeur.

Années.	Pages
1828 etc............	48
1836 — 1837.......	113
1851	240

Toiles peintes. (Ateliers de)

3.e classe. — 9 février 1825.

Inconvénients.—Mauvaise odeur et danger du feu.

Voir l'article précédent, les conditions sont relativement les mêmes.

Toiles vernies. (Fabrication des) (Voir *Taffetas vernis.*)

1.re classe. — 14 janvier 1815.

Inconvénients.—Mauvaise odeur et danger du feu.

(Voir *Toile cirée.*)

Tôle vernie.

2.e classe. — 9 février 1825.

Inconvénients. — Mauvaise odeur et danger du feu.

Le travail de nuit est un moyen de moins gêner le voisinage. Le danger de feu disparaît si les goudrons et les vernis sont chauffés en plein air ou sous des hangars isolés. Des ateliers élevés et dont la partie supérieure communique avec une haute cheminée, peuvent également pallier l'inconvénient des odeurs. Le plafonnage ou le recouvrement en tôle des parties de la charpente peuvent aussi prévenir les dangers d'incendie.

Tourbe (Carbonisation de la) à vases clos.

2.e classe. — 14 janvier 1815.

Inconvénients. — Odeur désagréable.

Si les appareils sont bien fermés, il ne se produit d'odeur qu'au moment où l'on délute, et cette manœuvre peut se faire sous un large manteau de cheminée. Les eaux ammoniacales doivent être emportées en vases clos

Tourbe (Carbonisation de la) à vases ouverts.

1.re classe. — 14 janvier 1815.

Inconvénients. — Très-mauvaise odeur et fumée.

Les émanations ammoniacales doivent être portées à une grande hauteur, trente-trois mètres environ. L'usine étant d'ailleurs parfaitement isolée des habitations.

Tréfileries.

3.e classe. — 20 septembre 1828.

Inconvénients. — Bruit ; — danger du feu.

La tréfilerie proprement dite se faisant aujourd'hui au laminoir et à la filière, n'engendre aucun bruit. Les fils n'étant chauffés qu'au rouge sombre, il y a peu de danger d'incendie.

Cependant les fours et la cheminée doivent être séparés des murs mitoyens par un espace de 30 à 50 centimètres.

Tripiers.

1.re classe. — 14 janvier 1815.

Inconvénients. — Mauvaise odeur et nécessité d'écoulement des eaux.

Dans les villes qui jouissent d'abattoirs publics, toutes ces opérations doivent y être convenablement confinées Dans le cas contraire, les chaudières où se fait la cuisson doivent être surmontées d'une hotte qui les recouvre entièrement et qui porte les buées dans la cheminée. L'atelier doit être pavé en pierres dures rejointoyées à la chaux hydraulique avec pente vers un réservoir d'où les eaux seront extraites chaque jour pour être exportées en vases clos ainsi que les matières solides. Les eaux de lavage et ne contenant aucune matière solide peuvent être conduites à l'égout par un aqueduc souterrain, précédé de grille, sans jamais être répandues sur la rue.

Aucune ouverture des ateliers de travail ou de cuisson ne doit donner sur la voie publique ou près des habitations voisines.

Années.	Pages.
1836 — 1837.......	115
1841 — 1842.......	109
1845 — 1846.......	121
1851.............	428

Tueries. (Voir *Abattoirs publics et communs.*)

1.re classe { 10 octobre 1810.
14 janvier 1815.
15 avril 1838.

Inconvénients. — Les animaux peuvent s'échapper; — mauvaise odeur.

Tueries, dans les villes dont la population excède 10,000 âmes.

1.re classe. — 14 janvier 1815.

Inconvénients. — Danger de voir les animaux s'échapper. — mauvaise odeur.

(Voir *Abattoirs.*)

Tueries, dans les villes dont la population est au-dessous de 10,000 habitants.

3.e classe — 14 janvier 1815.

Rien ne peut justifier la différence établie par cette classification qui range dans la première ou dans la deuxième classe, suivant le chiffre de la population, les tueries dont les dangers et les inconvénients sont partout identiques. Les animaux furieux peuvent s'échapper dans l'un comme dans l'autre cas. Les émanations d'une tuerie mal tenue n'ont pas moins d'inconvénients dans les petites villes que dans les plus populeuses. Quoi qu'il en soit il doit être interdit d'abattre en public et de laisser couler le sang ou de projeter les détritus de l'opération sur la voie publique, toutes ces matières doivent être recueillies pour engrais.

La manière dont sont maintenus les animaux doit attirer l'attention de l'autorité locale.

Tuileries et briqueteries.

2.e classe. — 14 janvier 1815.

Inconvénients. — Fumée épaisse pendant le petit feu ; — danger d'incendie.

Elever la cheminée de dix mètres au moins et plus si la hauteur des constructions voisines l'exigeait.

Eloigner l'usine de 50 à 60 mètres des toits de chaume qui pourraient exister.

Séparer des fours le magasin aux fagots.

(Voir *Briqueteries.*)

Années.	Pages.
1836 — 1837	115
1838 — 1840	88
1843 — 1844	126
1847 — 1849	237
1850	247

Urate (Fabrication d') mélange de l'urine avec la chaux, le plâtre et la terre.

1.re classe. — 9 février 1825.

Inconvénients. — Odeur désagréable.

Quel que soit l'éloignement des lieux habités, les urines doivent être importées dans l'usine au moyen de tonneaux hermétiquement fermés.

L'atelier de travail sera pavé en pierres dures rejointoyées à la cendrée, il sera clos et surmonté d'une large cheminée d'appel s'élevant à une hauteur proportionnée aux intérêts circonvoisins et qui sera alimentée par des ouvreaux à la partie base de l'atelier.

Vacheries dans les villes dont la population excède 5,000 habitants.

3.e classe — 14 janvier 1815.

Inconvénients. — Mauvaise odeur ; — nitrification des murs.

Les murs mitoyens attenants aux étables doivent être revêtus de dalles en pierre dure scellées à la chaux hydraulique sur une hauteur de 1 mètre 50.

Des cheminées d'aérage élèveront les vapeurs de l'étable au-dessus des toits voisins.

La citerne aux urines parfaitement étanche doit être placée à distance desdits murs.

Les liquides qu'elle contient seront enlevés à l'aide d'une pompe dans des tonneaux parfaitement clos.

Les fumiers seront enlevés au moins une fois par semaine aux heures réglementaires.

Les chariots et instruments aratoires ne pourront sous aucun prétexte séjourner sur la voie publique.

Années.	Pages.
1828 etc..........	48
1843 — 1844.......	126
1845 — 1846	124
1847 — 1849......	237
1851...............	411

Vaccine et Variole.

Le seul préservatif connu de la variole est la vaccine que l'on ne saurait trop recommander aux populations.

Années.	Pages.
1852...............	399
1854...............	278

Verdet. (Fabrication du) (Voir *Vert-de-gris*)

3.e classe.

Inconvénients. — Très-peu.

Vernis. (Fabriques de)

1.re calsse. — 14 janvier 1815.

Inconvénients. — Très-grand danger du feu et odeur désagréable.

Outre l'isolement de ces usines les magasins construits en dur seront éloignés des ateliers et de tout foyer. L'éclairage n'aura lieu qu'à l'aide des lampes de sûreté ou à travers des châssis à verre dormant.

Les chaudières placées sous le manteau d'une cheminée s'élevant à 25 ou 30 mètres, seront munies d'un couvercle métallique à charnières.

L'ouverture des foyers et des cendriers sera en dehors de l'atelier de travail.

Cet atelier sera lui-même construit en matériaux incombustibles.

Années.	Pages.
1828 etc.	48
1838 — 1840	88
1843 — 1844	126
1847 — 1849	239
1850	248

Vernis à l'esprit-de-vin. (Fabriques de)

2.e classe. — 31 mai 1833.

Inconvénients. — Danger d'incendie.

Séparer les magasins de tout foyer, les construire en dure et ne les éclairer qu'à l'aide de lampes de sûreté.

Etablir l'ouverture des foyers et cendriers en dehors de l'atelier de travail.

Recouvrir les chaudières d'un couvercle métallique à charnière, destiné à les fermer complètement en cas de nécessité.

Placer celle-ci sous un large manteau communiquant à une cheminée dont la hauteur ne sera pas moins de deux mètres au-dessus des toits voisins.

Vernis. (Voir *Chapeaux* et l'article précédent.)

2.ᵉ classe. — 27 janvier 1837.

Inconvénients. — Danger du feu et mauvaise odeur.

Verre, cristaux et émaux. (Fabriques de) L'établissement des verreries proprement dites, usines destinées à la fabrication du verre en grand, est régie par la loi du 21 avril 1810.

1.ʳᵉ classe { 15 octobre 1810.
{ 14 janvier 1815.

Inconvénients. — Grande fumée et danger du feu.

L'isolement.

L'élévation des cheminées (1) munies de registres s'il y a lieu. (Les cheminées basses répandent quelquefois des émanations arsenicales, trop condensées dans un faible rayon). Des ouvertures dans la toiture amoindriraient les inconvénients. D'ailleurs l'industriel doit se conformer aux prescriptions réglementaires pour la conservation et la distribution des matières vénéneuses nécessaires à la fabrication.

Années.	Pages.
1828 etc........	115
1836 — 1837.......	52
1838 — 1840.......	88
1841 — 1842.......	111
1847 — 1849.......	239
1850...........	251
1851...........	304
1853...........	306
1854...........	280

(1) Dans le système des fourneaux à travail continu, la cheminée peut recevoir la plus grande élévation (25 mètres) et il en résulte moins d'inconvénients pour le voisinage. Les ouvriers ont aussi moins à souffrir de la radiation de la masse incandescente.

Vert-de-gris et verdet. (Fabrication du)

3.ᵉ classe. — 14 janvier 1815.

Inconvénients. — Très-peu.

La préparation du vert de gris dans les tonneaux de marc de raisin n'exige que des soins de propreté pour les ouvriers.

L'acétate neutre ou verdet devant se faire à chaud demande que les chaudières soient surmontées d'un manteau communiquant avec une cheminée élevée de 2 mètres au-dessus des toits voisins. Les liquides ne doivent jamais être perdus sur la voie publique ni dans un faux puits.

Viandes provenant de bestiaux morts, etc.

L'état, la qualité des viandes livrées à la consommation intéressent au plus haut point une administration éclairée Mais une foule de préjugés qui ont pris naissance dans l'ignorance ou dans les intérêts privés, viennent souvent embarrasser les allures administratives déjà fort à l'étroit au milieu des lois, décrets, réglements et instructions ministérielles.

Ce n'est point ici le lieu d'étudier un sujet aussi controversé. Nous nous bornerons à énoncer sous forme d'aphorisme les principes adoptés par le Conseil central du Nord.

La chair des animaux de la race bovine, tués pendant le cours d'une maladie quelconque, peut, sans danger pour la salubrité publique, être livrée à la consommation.

Cependant il convient qu'à un inspecteur instruit (un vétérinaire ou un médecin) soit confié le soin de repousser celle qu'il croirait de mauvaise nature et capable de provoquer le dégoût ou de nuire à la santé des consommateurs. La chair des animaux morts de maladie doit seule être repoussée de la consommation et convertie en engrais.

Dans l'intérêt de la santé publique il serait sage de

proscrire la vente, comme aliment, des veaux âgés de moins de 30 jours et à plus forte raison des fœtus ou *cabots*.

La vente de la chair de cheval devrait être réglementée afin de donner à ceux qui voudraient en faire usage, toute garantie sur cet aliment qui est aussi sain et aussi nutritif que les autres viandes des animaux herbivores.

Années.	Pages.
1828 etc.............	30
1847 — 1849........	239
1850..............	251
1851..............	268

Viandes. (Salaison et préparation des)

3.ᵉ classe. — 14 janvier 1815.

Inconvénients. — Légère odeur.

Les ateliers doivent être dallés en ciment avec pente vers une citerne étanche d'où les eaux de lavage et d'é bullition seront enlevées en vases clos.

Les murs mitoyens doivent être revêtus d'un parement en dalles de 1 mètre 50 de hauteur, fondé à 20 c. et scellé à la chaux hydraulique.

Les tonneaux de sel ou de salaison ne seront jamais adossés aux murs mitoyens.

Aucune viande en décomposition ne pourra être introduite ni conservée dans ces établissements.

Vinaigre. (Fabrication du)

3.ᵉ classe. — 14 janvier 1815.

Inconvénients. — Très-peu.

Les ateliers seront bien dallés avec pente dirigeant les eaux de lavage vers une citerne étanche d'où les liquides seront emportés en vases clos, s'ils ne peuvent être diri-

..

.end.

---

gés dans un égout. Aucun liquide résultant des opérations ou des lavages ne doit s'écouler sur la voie publique.

Années.	Page.
1836 — 1837	116
1843 — 1844	129
1845 — 1846	124
1847 — 1849	250
1854	281

Visières et fentres vernis. (Fabriques de)

1.ʳᵉ classe. — 5 novembre 1826.

Inconvénients. — Odeurs désagréables; — crainte d'incendie.

L'isolement est une condition absolue.

Les chaudières seront surmontées d'un large manteau communiquant avec une cheminée de 20 mètres au moins.

Les ouvertures des foyers seront situées en dehors de l'atelier et des magasins.

Le séchoir, s'il n'est en plein air loin des habitations, sera surmonté d'une cheminée d'appel et chauffé à la vapeur.

Il ne sera fabriqué que les vernis nécessaires au travail des visières et les chaudières seront munies d'un couvercle métallique à charnières.

Les ateliers à ce destinés seront construits en matériaux incombustibles.

Voiries et dépôts de boue ou de toute autre sorte d'immondices.

1.ʳᵉ classe. — 9 février 1825.

Inconvénients. — Odeur très-désagréable et insalubre.

Les voiries sont des foyers d'infection et d'insalubrité proportionnés au chiffre de la population dont elles reçoivent les immondices

La dissémination serait un moyen d'en diminuer les fâcheux effets, mais elle est souvent impossible. Ces dépôts devraient être clos de murs et entourés d'arbres ; ils devraient être munis de citernes étanches pour recevoir les matières liquides amenées à cet état ou rendues telles par les pluies et la putréfàction. Ces pratiques n'ont point prévalu dans l'usage et si on les prescrit, elles sont souvent négligées. On doit au moins exiger que les débris animaux utilisés par l'industrie soient enlevés chaque jour ; que les débris provenant des marchés au poisson ou recueillis sur la voie publique soient mélangés à la chaux vive dans une proportion de 20 pour °/₀ et soient enfouis profondément ou mieux encore placés dans des citernes étanches recouvertes d'écoutilles.

Année.   Page.
1843 — 1844....... 129

Wareck. (Voir *Soudes de Wareck.)*

1.re classe. — 27 mai 1838.

Inconvénients. — Exhalaisons désagréables, nuisibles à la végétation et portées à de grandes distances.

Zinc. (Usine à laminer le)

2.^{c} classe. — 20 septembre 1828.

L'instruction des demandes en établissement d'usines à fondre le zinc ou le minerai de zinc, continue à être régie par la loi du 21 avril 1810.

Inconvénients.—Danger du feu et vapeurs nuisibles.

Le laminage nécessite la fonte des lingots, ce qui n'a lieu qu'à une température modérée et incapable de volatiliser le zinc.

Les inconvénients sont donc illusoires.

La cheminée et les cornues de fusion doivent cependant être séparés des murs mitoyens par un espace de trente centimètres ou moins. L'atelier doit être rendu incombustible.

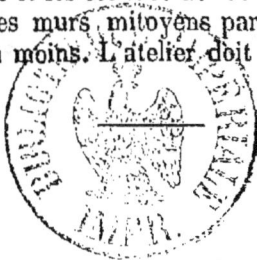

Lille. Imp. de L. Danel.